入院から外来まで
「排尿自立」をサポートする

「排尿自立支援加算」「外来排尿自立指導料」に関する手引き

編集
一般社団法人 日本創傷・オストミー・失禁管理学会

照林社

令和2年度の改定——背景とこの先に向けて

改定の背景にあるもの

　平成28年度の診療報酬改定で新設された特掲診療料医学管理等「排尿自立指導料」は、今回の令和2年の改定では、「排尿自立支援加算」が新設され、「排尿自立指導料」が「外来排尿自立指導料」へと変更されるなど、大きな発展がみられました。これは、排尿自立指導料を申請した病院数が697施設（2019年8月時点）と増加し、その実績が認められたからに他なりません。一方、この過程の中で新しい課題もみえてきました。たとえば、急性期病院では、在院日数の短縮化に伴い、継続指導が必要な状況にあるにもかかわらず、2回程度の指導で退院となり効果が表れにくい、また回復期リハビリテーション病棟、地域包括ケア病棟では算定対象施設とはならず、重点的な介入が必要な対象者にこのチーム医療が提供されていない、等が挙げられていました。そこで、日本創傷・オストミー・失禁学会では、田中秀子 現理事長のリーダーシップのもと、その実態調査からはじまり、外来での継続指導の効果、さらに急性期病院から回復期病院への連携の評価などの学会主導型の研究を行い、そのエビデンスを構築してきました。そして、これらを基に医療技術評価提案書を厚労省に提出し、その実績の一部が認められたことが今回の改定に至ったものと自負しています。

改定のポイント

　今回の改定では以下の2点に留意する必要があります。

① 排尿自立支援加算が基本診療料の枠で新設されたが、この内容は従来の病棟で行ってきた排尿自立指導と同じであり、外来排尿自立指導料と分けて申請が必要であること。

② 外来排尿自立指導料が追加されたこともあり、算定回数6回から12回（12週間）へと増加し、同一施設において入院から外来まで継続した指導が提供できること。

　つまり、施設の範囲は広がったが、外来での指導料の算定は同一施設内であることになります。

この手引きの目的

　この手引きは、排尿自立チームが病棟と外来を通して適切な指導を行うことで、一人でも多くの患者の排尿自立につなげることを目的に作成されました。これには、今まで通り医師、看護師、PT・OTとの連携が不可欠ですが、特に今回の外来排尿自立指導料の算定では、外来の医師と看護師の連携の構築が鍵をにぎります。この手引きは、日本創傷・オストミー・失禁管理学会の保険委員会の委員と、日本泌尿器科学会、日本老年泌尿器科学会、日本排尿機能学会からこの領域に精通する医師の協力のもと、平成28年度に出版した『排尿自立指導料に関する手引き』を改訂したものです。今回の手引きでは、従来の内容を一部修正するとともに、第Ⅲ章として、外来排尿自立指導料について追加しました。

　平成28年度の排尿自立指導料の新設以降この4年間、医療者の中では排尿自立の必要性が高まり定着しつつあります。今後外来でも排尿自立指導が展開できれば、病院だけではなく、在宅、施設など地域においても排尿自立が浸透し、個々人がその人らしい生き方ができる社会の実現に一石を投じることができると信じています。

　末筆になりますが、この手引きの作成に多大なご協力をいただいた関係の皆様に心より御礼を申し上げます。

日本創傷・オストミー・失禁管理学会 監事・前理事長　**真田弘美**

日本老年泌尿器科学会 理事長　**本間之夫**

CONTENTS

第 I 部 「排尿自立支援加算」「外来排尿自立指導料」の概要 …………… 1

1. 「排尿自立支援加算」の新設と、「排尿自立指導料」から
「外来排尿自立指導料」への変更 …………………………………… 2
2. 排尿自立支援加算 ………………………………………………………… 3
3. 外来排尿自立指導料 …………………………………………………… 11

第 II 部 排尿自立支援加算に関する手引き …………… 16

1. 排尿ケアチーム ……………………………………………………………… 18
2. 排尿自立ケアに関するマニュアル ………………………………… 19
3. 排尿自立ケアに関する研修の実施 ………………………………… 32
4. 排尿自立支援の実践 …………………………………………………… 33
5. 効果の評価 ………………………………………………………………… 35

第 III 部 外来排尿自立指導料に関する手引き ……37

1. 排尿ケアチーム ……………………………………………………………… 38
2. 外来排尿自立指導のマニュアル …………………………………… 38
3. 排尿自立ケアに関する研修の実施 ………………………………… 41
4. 外来での排尿自立指導の実践 ……………………………………… 41
5. 効果の評価 ………………………………………………………………… 42

● 排尿日誌 ……………………………………………………………………… 45
● 排尿日誌の記載例 ……………………………………………………… 46

編者・作成者一覧

●編者

真田弘美（東京大学大学院医学系研究科健康科学・看護学専攻教授、日本創傷・オストミー・失禁管理学会監事、前理事長）

本間之夫（日本赤十字社医療センター院長、日本老年泌尿器科学会理事長）

●作成者

■日本創傷・オストミー・失禁管理学会

田中秀子（理事長、淑徳大学看護栄養学部看護学科成人看護学教授）

渡邊千登世（社会保険委員会委員長、神奈川県立保健福祉大学保健福祉学部准教授）

谷口珠実（学術教育委員会委員長〔失禁担当〕、山梨大学大学院総合研究部医学域看護学系教授）

吉田美香子（学術教育委員会委員〔失禁担当〕、東北大学大学院医学系研究科保健学専攻准教授）

小柳礼恵（アドホック委員、東京大学医学部附属病院看護部）

■泌尿器科医

後藤百万（日本老年泌尿器科学会理事、日本排尿機能学会理事長、地域医療機能推進機構中京病院院長）

髙橋　悟（日本老年泌尿器科学会副理事長、日本泌尿器科学会専門部会長〔保険診療〕、日本大学泌尿器科主任教授）

石塚　修（日本泌尿器科学会専門部会長〔排尿機能・神経因性膀胱〕、信州大学泌尿器科教授）

関戸哲利（日本老年泌尿器科学会理事、東邦大学医療センター大橋病院泌尿器科教授）

鈴木基文（東京大学泌尿器外科准教授、東京大学医学部附属病院排尿ケアチーム医師）

●診療報酬の運用の基本と用語の整理●

　診療報酬は、医療機関からの施設基準や資格要件等の「届け出」が受理されることにより算定することができる。毎月のレセプト請求は、社会保険については各都道府県の社会保険診療報酬支払基金で、国民健康保険は各都道府県の国民健康保険団体連合会で、記載ミス等による返戻_{（へんれい）}や算定要件等の査定を経て支払われる。

　査定にはA：適応外、B：過剰、C：重複、D：算定要件外がある。

　また、毎月のレセプトの返戻や査定とは別に、数年に一度、地方厚生局や厚生労働省による「適時調査」、「集団的個別指導」、「個別指導」、「共同指導」、「特定共同指導」等が実施される。そこでは、診療報酬に関する各種の様式（診療計画書、カンファレンス記録、マニュアル等）が、診療報酬の算定要件のとおり実施されているかが調査され、不備があった場合は、年単位での自主返還を指導される場合もある。よって、現在レセプトで支払われていることが、現在の運用を認められたことを意味しているわけではないので、常に、算定要件に則って各様式を整備、運用、保管することが重要である。

【告　示】

　行政機関が、その意思やある事項を広く一般に知らせること。または一般に知らせる行為や形式。官報・広報などによるのが通例。

【通　知】

　行政機関が特定人または不特定多数人に対し、一定の事項を知らせる行為。広義にはなんらの法的効果を持たない事実行為たる通知を含むが、狭義には法律がこれに一定の法律的効果を付している場合を指す。後者は通常「通知行為」と呼び、準法律行為的行政行為の一種と扱われる。

【事務連絡】

　通知、留意事項の補足や疑義解釈など、より現場に即した実運用の規定を記載したもの。

【看護師、准看護師、看護職員、看護要員】

　厚生労働省告示第58号「基本診療料の施設基準等の一部を改正する件」において、看護師、准看護師、看護職員、看護要員について以下のように使い分けている。

- ・看護師：看護師のみを指す。
- ・准看護師：准看護師のみを指す。
- ・看護職員：看護師及び准看護師を指し、看護補助者を含まない。
- ・看護要員：看護師、准看護師及び看護補助者を指す。

【専従と専任】

1．専従

　専らその業務に従事することをいい、他の業務とは兼務することは認められない。実際の運用としては、恒常的、計画的ではない業務については、専従であってもある程度実施してもかまわないとすることも

ある。具体的には、職務の80％程度が専従であれば良いとする場合や、100％でなくてはならないなど、運用に幅があるようである。

２．専任

専らその業務を任されて担当することをいい、担当業務以外の業務を多少兼務することは差し支えない。実際の運用としては、専任の職務が20～50％程度までの幅があり、20％であれば複数の専任も兼務できるが、50％であれば専任は１つしか兼務できないなど運用に幅があるようである。

専従、専任のいずれについても、都道府県やその職務によって運用に幅があるので、専任の複数の兼務や、専従の当直や夜勤などについて疑問があれば確認をするとよい。

■表記

表記に関しては厚生労働省の表記に準拠することを通例とする。

・診療報酬：点で表記　１点10円

・介護報酬：単位で表記　１単位10円

・訪問看護療養費：円で表記

・材料費：円で表記

参考文献

1）日本老年泌尿器科学会. 高齢者排尿障害マニュアル―より適切な対応をめざして. メディカルレビュー社. 2002

2）岡村菊夫他. 高齢者尿失禁ガイドライン. 平成12年度厚生科学研究費補助金（長寿科学総合研究事業）事業. http://www.ncgg.go.jp/hospital/iryokankei/documents/guidelines.pdf

3）日本泌尿器科学会（編集）. 男性下部尿路症状・前立腺肥大症診療ガイドライン. リッチヒルメディカル. 2017

4）日本排尿機能学会, 日本泌尿器科学会（編集）. 日本女性骨盤底医学会（協力）. 女性下部尿路症状診療ガイドライン第2版. リッチヒルメディカル. 2019

5）日本排尿機能学会過活動膀胱診療ガイドライン作成委員会（編集）. 過活動膀胱診療ガイドライン第2版. リッチヒルメディカル. 2015

6）中島紀恵子, 石垣和子（日本老年看護学会）監修. 高齢者の生活機能獲得のためのケアプロトコール−連携と共同のために. 日本看護協会出版会. 2010

7）日本創傷・オストミー・失禁管理学会. 排泄ケアガイドブック. 照林社. 2017

8）日本排尿機能学会用語委員会編集. 日本排尿機能学会標準用語集（案）パブリックコメント用公開版. 2020.3.16　http://japanese-continence-society.kenkyuukai.jp/images/sys/information/20200313200114-F959FFA4513DF99044D9054374E43A7CD2631BDECD1BB949A2DDD90CD5D31D93.pdf

9）慶應義塾大学月が瀬リハビリテーションセンター. Functional Independence Measure早見表. http://www.keio-reha.com/ADL/fi m_hayami_top.html

10）弓手倫恵, 安保苗美, 森川明日香, 天崎民夫, 大枝忠史. 当院における排尿自立指導の取り組みと今後の課題. 尾道市立市民病院医学雑誌. 31(1)：17-20, 2018

11）加瀬昌子, 吉田美香子, 正源寺美穂, 飯坂真司, 渡邊千登世, 谷口珠実, 真田弘美, 田中秀子. 排尿自立指導料導入における骨盤内手術患者と整形外科・脳血管疾患患者の排尿動作と下部尿路症状への効果に関する予備調査. 日本創傷・オストミー・失禁管理学会　（In press）

12）正源寺美穂, 池永康規, 小西あけみ, 湯野智香子, 中田晴美, 新多寿, 西野昭夫, 吉田美香子. 脳卒中患者に対する急性期病院から回復期リハビリテーション病棟への継続的排尿自立支援の効果. 日本創傷・オストミー・失禁管理学会誌. 21(4)：304-312, 2017

13）Yoshida M, Matsunaga A, Igawa Y, Fujimura T, Shinoda Y, Aizawa N, Kamei J, Sato Y, Kume H, Homma Y, Haga N, Sanada H. May perioperative ultrasound-guided pelvic floor muscle training promote early recovery of urinary continence after robot-assisted radical prostatectomy? *Neurourol Urodyn*. 2019：38(1)：158-164.

第 I 部

「排尿自立支援加算」
「外来排尿自立指導料」
の概要

1. 「排尿自立支援加算」の新設と、「排尿自立指導料」から「外来排尿自立指導料」への変更

POINT

1．基本診療料として、「排尿自立支援加算」（200点／週1回）が新設された

● 排尿自立を促す医療・ケアが"特掲診療料"から"基本診療料"の位置づけになった＝「医療行為を行う上で必ず算定する点数」の範疇になった

● 算定可能となる入院料（対象施設）が拡大された＝「回復期リハビリテーション病棟入院料」「地域包括ケア病棟入院料」等での算定が可能になった

● 算定期間の上限が「6週／週1回」から「12週／週1回」となった

● 排尿ケアチームの医師が非常勤医の場合、従来は「3年以上の勤務経験を有する泌尿器科の医師」に限られていたが、「排尿ケアに係る適切な研修を修了した医師」も認められることとなった

2．従来の「排尿自立指導料」は、「外来排尿自立指導料」（200点／週1回）に変更された

● "入院中の患者以外の患者"（外来患者）に包括的排尿ケアを行った場合算定できる＝排尿ケアチームと、外来医師あるいは医師の指示を受けた外来看護師が共同して、包括的排尿ケア計画に基づいて包括的排尿ケアを行うことが必要

● 排尿ケアチームが必須＝排尿ケアチームは、排尿自立支援加算と同一のチームでもよいし異なるチームでもよい

● 排尿自立支援加算を算定した期間と通算して計12週を限度として算定可能

　下部尿路機能の回復のための包括的な排尿ケアに対する診療報酬上の評価としては、平成28年度（2016年度）診療報酬改定において、特掲診療料の中の「医学管理等」として入院中の患者に対する「排尿自立指導料」が設けられた。令和2年度（2020年度）の改定では、"入院中の患者"に対する包括的排尿ケアの評価は、基本診療料の中の「入院基本料等加算」として、「排尿自立支援加算」が新設された。そして、これまでの「排尿自立指導料」は、"入院中の患者以外"を対象とした包括的排尿ケアの評価に対する「外来排尿自立指導料」に変更となった。

　「排尿自立支援加算」となったことにより、算定可能な入院料が拡大され、「地域包括ケア病棟入院料」「回復期リハビリテーション病棟入院料」「精神科救急入院料」「精神療養病棟入院料」等で新たに算定可能となった。また、算定期間の上限が「6週／週1回」から「12週／週1回」となった。

　退院後も引き続き包括的排尿ケアを実施する必要性を認めた場合には、診療録等にその旨を記載し、外来で継続した排尿自立のための指導が行えることとなった。

　その場合に算定できるのが「外来排尿自立指導料」である。入院中に下部尿路機能の回復の

ための「包括的排尿ケア」が実施されていた患者で、入院中に退院後の包括的排尿ケアの必要性が認められた場合に、外来において引き続き包括的排尿ケアを実施することを評価するものである。週1回に限り、排尿自立支援加算を算定した期間と通算して計12週を限度として算定できる。

　排尿ケアチームが対象の外来患者の状況を評価する等の関与を行い、その患者を診療する医師または医師の指示を受けた看護師等が、排尿ケアチームと共同して、包括的排尿ケアの計画に基づいて患者に対して直接的な指導または援助を行うことになる。このときの排尿ケアチームは、排尿自立支援加算と同一のチームであっても異なるチームであってもよいとされている。

　なお、排尿ケアチームの医師が非常勤医の場合には、従来は「3年以上の勤務経験を有する泌尿器科の医師」に限られていたが、「排尿ケアに係る適切な研修を修了した医師」も認められるようになった。

2. 排尿自立支援加算

排尿自立支援加算（週1回）　　　200点

■算定対象患者
・尿道カテーテル抜去後に、尿失禁、尿閉等の下部尿路機能障害の症状を有するもの。
・尿道カテーテル留置中の患者であって、尿道カテーテル抜去後に下部尿路機能障害を生ずると見込まれるもの。

■算定可能な入院科
（従来から算定可能な入院料）
　一般病棟入院基本料、療養病棟入院基本料、結核病棟入院基本料、精神病棟入院基本料、特定機能病院入院基本料、専門病院入院基本料、障害者施設等入院基本料、有床診療所入院基本料、有床診療所療養病床入院基本料、特定集中治療室管理料、ハイケアユニット入院医療管理料、脳卒中ケアユニット入院医療管理料、小児特定集中治療室管理料、新生児特定集中治療室管理料、総合周産期特定集中治療室管理料、新生児治療回復室入院医療管理料、一類感染症患者入院医療管理料、特殊疾患入院医療管理料

（新たに算定可能になった入院料）
　回復期リハビリテーション病棟入院料、地域包括ケア病棟入院料、特殊疾患病棟入院料、緩和ケア病棟入院料、精神科救急入院料、精神科急性期治療病棟入院料、精神科救急・合併症入院料、児童・思春期精神科入院医療管理料、精神療養病棟入院料、認知症治療病棟入院料、特定一般病棟入院料、地域移行機能強化病棟入院料、小児入院医療管理料

■算定のための要件

１．入院患者全員の排尿状態のアセスメント

・入院時に、排尿に関するADLについて自立度を評価する。

２．排尿ケアチームの設置

・排尿ケアチームとは、排尿に関するケアに係る専門的知識を有した多職種からなるチームである。

３．排尿自立可能性と下部尿路機能の評価、ならびに包括的排尿ケアの実施

・当該患者の診療を担う医師、病棟看護師等が、排尿ケアチームと連携して、当該患者の排尿自立の可能性および下部尿路機能を評価し、包括的排尿ケアを実施していること。

・包括的排尿ケアとは、排尿誘導等の保存療法、リハビリテーション、薬物療法等を組み合わせるなど、下部尿路機能の回復のための包括的なケアのこと。

４．病棟の看護師等が行うこと（排尿ケアチームに相談しながら）

・尿道カテーテル抜去後の患者で、尿失禁、尿閉等の下部尿路機能障害の症状を有する患者を抽出する。

・上記患者について下部尿路機能評価のための情報収集（排尿日誌、残尿測定等）を行う。

・尿道カテーテル挿入中の患者について、尿道カテーテル抜去後の、排尿自立の可能性について評価し、抜去後に下部尿路機能障害を生ずると見込まれるが、排尿自立の可能性がある患者を抽出する。

５．排尿ケアチームが行うこと（上記３．を基に）

①包括的排尿ケア計画の策定

・下部尿路機能障害を評価し、病棟の看護師等と共同して、排尿自立に向けた包括的排尿ケアの計画を策定する。

［具体的な計画内容］看護師等による排尿誘導や生活指導、必要に応じ理学療法士等による排尿に関連する動作訓練、医師による薬物療法等を組み合わせた計画。

②包括的排尿ケアの実施・評価

・排尿ケアチーム、病棟の看護師等及び関係する従事者は、共同して、上記の包括的排尿ケアを実施し、定期的な評価を行う。

③排尿自立ケアに関するマニュアルの作成と配布

［マニュアルの内容］対象となる患者抽出のためのスクリーニングおよび下部尿路機能評価のための情報収集（排尿日誌、残尿測定）等。

・マニュアルの医療機関内への配布。

・院内研修の実施。

④その他

・包括的排尿ケアの計画及び実施に当たっては、下部尿路機能の評価、治療及び排尿ケアに関するガイドライン等を遵守する。

６．診療録等への記載

上記３.および５.を記載する。

７．算定にあたって

排尿ケアチームによる関与と、病棟の看護師等による患者への直接的な指導または援助のうち、いずれか片方しか行われなかった週は算定できない。また、排尿が自立し指導を終了した場合には、その後については算定できない。

８．退院時

外来において、引き続き、包括的排尿ケアを実施する必要性を認めた場合には、診療録等にその旨を記載する。

■排尿ケアチームの要件

１．排尿ケアチームの構成要件

１）構成員の職種

①**医師**：下部尿路機能障害を有する患者の診療について経験を有する医師。

・３年以上の勤務経験を有する泌尿器科の医師、または排尿ケアに係る適切な研修を修了した医師。

・他の保険医療機関を主たる勤務先とする医師（３年以上の勤務経験を有する泌尿器科の医師、または排尿ケアに係る適切な研修を修了した医師に限る）が対診等により当該チームに参画してもよい。

②**専任の常勤看護師**：下部尿路機能障害を有する患者の看護に従事した経験を３年以上有し、所定の研修を修了したもの。

③**専任の常勤理学療法士、または専任の常勤作業療法士**：下部尿路機能障害を有する患者のリハビリテーション等の経験を有するもの。

２）その他

排尿ケアチームの構成員は、外来排尿自立指導料に規定する排尿ケアチームの構成員と兼任であってもよい。

２．構成員に必要な研修

①医師

・国または医療関係団体等が主催する研修であること。

・下部尿路機能障害の病態、診断、治療、予防およびケアの内容が含まれるものであること。

・通算して６時間以上のものであること。

［医師の適切な研修］

１．日本慢性期医療協会「排尿機能回復のための治療とケア講座」

２．日本老年泌尿器科学会、日本泌尿器科学会、日本排尿機能学会「下部尿路機能障害講習会」

②看護師

- ・国または医療関係団体等が主催する研修であること。
- ・下部尿路機能障害の病態生理、その治療と予防、評価方法、排尿ケア及び事例分析の内容が含まれるものであること。
- ・排尿日誌による評価、エコーを用いた残尿測定、排泄用具の使用、骨盤底筋訓練及び自己導尿に関する指導を含む内容であり、下部尿路機能障害患者の排尿自立支援について十分な知識及び経験のある医師及び看護師が行う演習が含まれるものであること。
- ・通算して16時間以上のものであること。

［看護師の適切な研修］

１．日本看護協会認定看護師教育課程

　①「皮膚・排泄ケア」の研修

　②「脳卒中リハビリテーション看護」の研修

　（平成28年度以降の脳卒中リハビリテーション看護認定看護師教育課程修了者は算定可能。平成21年度〜27年度の脳卒中リハビリテーション看護認定看護師教育課程修了者は「脳卒中リハビリテーション看護認定看護師教育課程　排尿自立支援に関するフォローアップ研修」の修了証と併せて算定可能）

２．日本創傷・オストミー・失禁管理学会、日本老年泌尿器科学会、日本排尿機能学会「下部尿路症状の排尿ケア講習会」

３．日本慢性期医療協会「排尿機能回復のための治療とケア講座」

　なお、特定非営利活動法人日本コンチネンス協会が行っている「コンチネンス中級セミナー」及び認定特定非営利法人愛知排泄ケア研究会が行っている「排泄機能指導士養成講座」は、排尿自立支援加算にある所定の研修の内容としては不十分であり、所定の研修とは認められないが、「コンチネンス中級セミナー」と併せて、「コンチネンス中級セミナー追加研修」を修了した場合又は「排泄機能指導士養成講座」と併せて「下部尿路機能障害の排尿自立支援指導講習」を修了した場合には、必要な研修内容を満たすものとなるため、排尿自立支援加算にある所定の研修とみなすことができる。

■その他

　包括的排尿ケアの計画及び実施に当たっては、下部尿路機能の評価、治療及び排尿ケアに関するガイドライン等を遵守する。

　当該加算の施設基準に係る届出は、別添７の様式40の14（p.10）を用いる。

第Ⅰ部 「排尿自立支援加算」「外来排尿自立指導料」の概要

〈告示〉

令和2年3月5日　厚生労働省告示第57号

第1章　基本診療料
第2部　入院料等
第2節　入院基本料等加算

A251　　排尿自立支援加算（週1回）　　200点
注　別に厚生労働大臣が定める施設基準に適合しているものとして地方厚生局長等に届け出た保険医療機
　　関に入院している患者（第1節の入院基本料（特別入院基本料等を除く。）又は第3節の特定入院料
　　のうち、排尿自立支援加算を算定できるものを現に算定している患者に限る。）であって別に厚生労
　　働大臣が定めるものに対して、包括的な排尿ケアを行った場合に、患者1人につき、週1回に限り12
　　週を限度として所定点数に加算する。

〈通知〉

令和2年3月5日　保医発0305第1号
診療報酬の算定方法の一部改正に伴う実施上の留意事項について

A251　　排尿自立支援加算
（1）排尿自立支援加算は、当該保険医療機関に排尿に関するケアに係る専門的知識を有した多職種から
　　なるチーム（以下「排尿ケアチーム」という。）を設置し、当該患者の診療を担う医師、看護師等が、
　　排尿ケアチームと連携して、当該患者の排尿自立の可能性及び下部尿路機能を評価し、排尿誘導等
　　の保存療法、リハビリテーション、薬物療法等を組み合わせるなど、下部尿路機能の回復のための
　　包括的なケア（以下「包括的排尿ケア」という。）を実施することを評価するものである。
（2）当該指導料は、次のいずれかに該当する者について算定できる。
　ア　尿道カテーテル抜去後に、尿失禁、尿閉等の下部尿路機能障害の症状を有するもの
　イ　尿道カテーテル留置中の患者であって、尿道カテーテル抜去後に下部尿路機能障害を生ずると見込
　　まれるもの
（3）病棟の看護師等は、次の取組を行った上で、排尿ケアチームに相談すること。
　ア　尿道カテーテル抜去後の患者であって、尿失禁、尿閉等の下部尿路機能障害の症状を有する患者を
　　抽出する。
　イ　アの患者について下部尿路機能評価のための情報収集（排尿日誌、残尿測定等）を行う。
　ウ　尿道カテーテル挿入中の患者について、尿道カテーテル抜去後の、排尿自立の可能性について評価
　　し、抜去後に下部尿路機能障害を生ずると見込まれるが、排尿自立の可能性がある患者を抽出する。
（4）排尿ケアチームは、（3）を基に下部尿路機能障害を評価し、病棟の看護師等と共同して、排尿自立
　　に向けた包括的排尿ケアの計画を策定する。包括的排尿ケアの内容は、看護師等による排尿誘導や
　　生活指導、必要に応じ理学療法士等による排尿に関連する動作訓練、医師による薬物療法等を組み
　　合わせた計画とする。
（5）排尿ケアチーム、病棟の看護師等及び関係する従事者は、共同して（4）に基づく包括的排尿ケア
　　を実施し、定期的な評価を行う。
（6）（3）から（5）までについて、診療録等に記載する。
（7）排尿ケアチームが当該患者の状況を評価する等の関与を行うと共に、病棟の看護師等が、包括的排
　　尿ケアの計画に基づいて患者に対し直接的な指導又は援助を行った場合について、週1回に限り、
　　12週を限度として算定できる。排尿ケアチームによる関与と、病棟の看護師等による患者への直接

的な指導又は援助のうち、いずれか片方のみしか行われなかった週については算定できない。また、排尿が自立し指導を終了した場合には、その後については算定できない。

（8）退院後に外来において、引き続き、包括的排尿ケアを実施する必要性を認めた場合には、診療録等にその旨を記載すること。

〈告示〉

令和2年3月5日　厚生労働省告示第五十八号
基本診療料の施設基準等の一部を改正する件

35の10　　排尿自立支援加算の施設基準等
（1）排尿自立支援加算の施設基準
　　排尿に関するケアを行うにつき十分な体制が整備されていること。
（2）排尿自立支援加算の対象患者
　　尿道カテーテル抜去後に下部尿路機能障害の症状を有する患者又は尿道カテーテル留置中の患者であって、尿道カテーテル抜去後に下部尿路機能障害を生ずると見込まれるもの。

〈通知〉

令和2年3月5日　保医発0305第2号
基本診療料の施設基準等及びその届出に関する手続きの取扱いについて

第26の9　　排尿自立支援加算
1　排尿自立支援加算に関する施設基準
（1）保険医療機関内に、以下から構成される排尿ケアに係るチーム（以下「排尿ケアチーム」という。）が設置されていること。
　ア　下部尿路機能障害を有する患者の診療について経験を有する医師
　イ　下部尿路機能障害を有する患者の看護に従事した経験を3年以上有し、所定の研修を修了した専任の常勤看護師
　ウ　下部尿路機能障害を有する患者のリハビリテーション等の経験を有する専任の常勤理学療法士又は専任の常勤作業療法士
（2）（1）のアに掲げる医師は、3年以上の勤務経験を有する泌尿器科の医師又は排尿ケアに係る適切な研修を修了した者であること。なお、他の保険医療機関を主たる勤務先とする医師（3年以上の勤務経験を有する泌尿器科の医師又は排尿ケアに係る適切な研修を修了した医師に限る。）が対診等により当該チームに参画しても差し支えない。また、ここでいう適切な研修とは、次の事項に該当する研修のことをいう。
　ア　国又は医療関係団体等が主催する研修であること。
　イ　下部尿路機能障害の病態、診断、治療、予防及びケアの内容が含まれるものであること。
　ウ　通算して6時間以上のものであること。
（3）（1）のイに掲げる所定の研修とは、次の事項に該当する研修のことをいう。
　ア　国又は医療関係団体等が主催する研修であること。
　イ　下部尿路機能障害の病態生理、その治療と予防、評価方法、排尿ケア及び事例分析の内容が含まれるものであること。
　ウ　排尿日誌による評価、エコーを用いた残尿測定、排泄用具の使用、骨盤底筋訓練及び自己導尿に関する指導を含む内容であり、下部尿路機能障害患者の排尿自立支援について十分な知識及び経験のある医師及び看護師が行う演習が含まれるものであること。

エ　通算して16時間以上のものであること。

（4）排尿ケアチームの構成員は、区分番号「B005－9」外来排尿自立指導料に規定する排尿ケアチームの構成員と兼任であっても差し支えない。

（5）排尿ケアチームは、対象となる患者抽出のためのスクリーニング及び下部尿路機能評価のための情報収集（排尿日誌、残尿測定）等の排尿ケアに関するマニュアルを作成し、当該保険医療機関内に配布するとともに、院内研修を実施すること。

（6）包括的排尿ケアの計画及び実施に当たっては、下部尿路機能の評価、治療及び排尿ケアに関するガイドライン等を遵守すること。

2　届出に関する事項

当該加算の施設基準に係る届出は、別添7の様式40の14を用いること。

疑義解釈の送付について（その1）　事務連絡（令和2年3月31日）

【排尿自立支援加算】

問44　区分番号「A251」排尿自立支援加算について、尿道カテーテルを抜去後に、尿道カテーテルを再留置した場合であっても、初回の算定から12週間以内であれば算定可能か。

（答）算定可能。

問45　区分番号「A251」排尿自立支援加算の施設基準で求める医師の「排尿ケアに係る適切な研修」及び看護師の「所定の研修」には、どのようなものがあるか。

（答）令和2年度診療報酬改定前の区分番号「B005-9」排尿自立指導料と同様である。
「疑義解釈の送付について（その1）（平成28年3月31日事務連絡）の問97を参照のこと。

問46　区分番号「A251」排尿自立支援加算の「包括的排尿ケアの計画を策定する」とあるが、リハビリテーション実施計画書、またはリハビリテーション総合実施計画書の作成をもって併用することは可能か。

（答）包括的排尿ケアの計画の内容が、リハビリテーション実施計画書又はリハビリテーション総合実施計画書に明記されていれば、併用しても差し支えない。

問47　区分番号「A251」排尿自立支援加算の排尿ケアチームに構成されている職員は病棟専従者等を兼務しても差し支えないか。

（答）病棟業務に専従することとされている職員については、専従する業務の範囲に「排尿ケアチーム」の業務が含まれないと想定されるため、兼務することはできない。

別添7

様式40の14

排尿自立支援加算の施設基準に係る届出書添付書類

1 排尿自立支援に係るチームの構成員
（□には、適合する場合「✓」を記入すること。）

区　分	氏　名	備　考
ア　医師		□泌尿器科 　□3年以上の経験 　　□自院 　　□他院 □その他の診療科 　（　　　　　　　　　） 　□研修受講 　　□自院 　　□他院
イ　専任の常勤看護師		□研修受講 □3年以上の経験
ウ　専任の常勤理学療法士又は 　　専任の常勤作業療法士		□経験（有　・　無）

2 排尿ケアに関するマニュアルの作成
（□には、適合する場合「✓」を記入すること。）

作成／周知	マニュアルに含まれている内容
□作　成 □周　知	□スクリーニングの方法 □膀胱機能評価の方法

3 職員を対象とした院内研修の実施
（□には、適合する場合「✓」を記入すること。）

実　施	内　容
□実　施 □実施予定	実施日　（　　　　　　　　） 実施予定日（　　　　　　　　）

「記載上の注意」
1　「1」については、備考欄の該当するものに「✓」を記入すること。アに掲げる医師が、泌尿器科以外の医師の場合は担当する診療科を（　）内に記載し、適切な研修を修了したことが確認できる文書を添付すること。イに掲げる看護師については、所定の研修を修了したことが確認できる文書を添付すること。ウについては、下部尿路機能障害を有する患者のリハビリテーション等の経験の有無を記載すること。
2　「3」については、予定されている場合の記載でもよい。

3. 外来排尿自立指導料

外来排尿自立指導料 200点 （患者1人につき週1回）

■算定対象患者
①入院中「排尿自立支援加算」を算定されていた患者で、退院後に継続的な包括的排尿ケアの
　必要があると認められた以下の患者。
・尿道カテーテル抜去後に、尿失禁、尿閉等の下部尿路機能障害の症状を有するもの。
・尿道カテーテル留置中の患者であって、尿道カテーテル抜去後に下部尿路機能障害を生ずる
　と見込まれるもの。
②退院後に継続的な包括的排尿ケアの必要があると認めた旨が診療録等に記載されていること。

■算定可能な入院科
　排尿自立支援加算と同様（p.3参照）。

■算定のための要件
1. 排尿ケアチームの設置
　排尿ケアチームの構成員は、排尿自立支援加算に規定する排尿ケアチームの構成員と兼任で
あってもよい。
　排尿自立支援加算と異なるチームであれば、届出書（p.15）に記載して提出する。

2. 入院中に策定した包括的排尿ケアの計画に基づいて包括的排尿ケアを実施し、定期的に評価を行う
　排尿ケアチームおよび当該患者の診療を担う医師または看護師等は、共同して、入院中に策
定した包括的排尿ケアの計画に基づいて包括的排尿ケアを実施し、定期的に評価を行う。必要
に応じて排尿ケアチームが当該計画の見直しを行う。
　上記については診療録等に記載する。なお、見直した計画書は診療録等に添付してもよい。
　排尿ケアチームは、当該患者の状況を評価する等の関与を行い、かつ、排尿ケアチーム、当
該患者の診療を担う医師または当該医師の指示を受けた看護師等が、包括的排尿ケアの計画に
基づいて患者に対して直接的な指導、または援助を行う。
　包括的排尿ケアの計画及び実施に当たっては、下部尿路機能の評価、治療及び排尿ケアに関
するガイドライン等を遵守する。

3. その他
　患者1人につき週1回に限り、排尿自立支援加算を算定した期間と通算して12週を限度とし

て算定する。

　ただし、在宅自己導尿指導管理料を算定する場合は、算定できない。

　当該指導料の施設基準に係る届出は、別添2の様式13の4（p.15）を用いる。

〈告示〉
令和2年3月5日　厚生労働省告示第57号

第2章　特掲診療料
第1部　医学管理等

B005－9　　外来排尿自立指導料　　200点
注　別に厚生労働大臣が定める施設基準に適合しているものとして地方厚生局長等に届け出た保険医療機
　　関において、入院中の患者以外の患者であって、別に厚生労働大臣が定めるものに対して、包括的な
　　排尿ケアを行った場合に、患者1人につき、週1回に限り、区分番号A251に掲げる排尿自立支援加
　　算を算定した期間と通算して12週を限度として算定する。ただし、区分番号C106に掲げる在宅自己
　　導尿指導管理料を算定する場合は、算定できない。

〈通知〉
令和2年3月5日　保医発0305第1号
診療報酬の算定方法の一部改正に伴う実施上の留意事項について

B005－9　　外来排尿自立指導料
（1）外来排尿自立指導料は、当該保険医療機関に排尿に関するケアに係る専門的知識を有した多職種か
　　らなるチーム（以下「排尿ケアチーム」という。）を設置し、入院中から当該患者の排尿自立の可能
　　性及び下部尿路機能を評価し、排尿誘導等の保存療法、リハビリテーション、薬物療法等を組み合
　　わせるなど、下部尿路機能の回復のための包括的なケア（以下「包括的排尿ケア」という。）を実施
　　していた患者に対して、入院中に退院後の包括的排尿ケアの必要性を認めた場合に、外来において、
　　引き続き包括的排尿ケアを実施することを評価するものである。
（2）当該指導料は、当該保険医療機関の入院中に区分番号「A251」排尿自立支援加算を算定し、かつ、
　　退院後に継続的な包括的排尿ケアの必要があると認めたものであって、次のいずれかに該当する者
　　について算定できる。なお、排尿自立支援加算に規定するとおり、退院後に継続的な包括的排尿ケ
　　アの必要があると認めた旨を診療録等に記載していること。
　　ア　尿道カテーテル抜去後に、尿失禁、尿閉等の下部尿路機能障害の症状を有するもの
　　イ　尿道カテーテル留置中の患者であって、尿道カテーテル抜去後に下部尿路機能障害を生ずると見込
　　　まれるもの
（3）排尿ケアチーム及び当該患者の診療を担う医師又は看護師等は、共同して、入院中に策定した包括

第Ⅰ部　「排尿自立支援加算」「外来排尿自立指導料」の概要

　　的排尿ケアの計画に基づき包括的排尿ケアを実施し、定期的に評価を行う。必要に応じて排尿ケア
　　チームが当該計画の見直しを行う。
（4）（3）について、診療録等に記載する。なお、見直した計画については、計画書を診療録等に添付に
　　することとしても差し支えない。
（5）当該指導料を算定するに当たっては、排尿ケアチームが当該患者の状況を評価する等の関与を行い、
　　かつ、排尿ケアチーム、当該患者の診療を担う医師又は当該医師の指示を受けた看護師等が、包括
　　的排尿ケアの計画に基づいて患者に対し直接的な指導又は援助を行うこと。当該指導料は、週1回
　　に限り、排尿自立支援加算を算定した期間と通算して計12週を限度として算定できる。

〈告示〉
令和2年3月5日　厚生労働省告示第59号
特掲診療料の施設基準等の一部を改正する件

9の7　　外来排尿自立指導料の施設基準等
（1）外来排尿自立指導料の施設基準
　排尿に関するケアを行うにつき十分な体制が整備されていること。
（2）外来排尿自立指導料の対象患者
　当該保険医療機関の入院中に排尿自立支援加算を算定していた患者のうち、尿道カテーテル抜去後に下
部尿路機能障害の症状を有する患者又は尿道カテーテル留置中の患者であって、尿道カテーテル抜去後に
下部尿路機能障害を生ずると見込まれるもの。

〈通知〉
令和2年3月5日　保医発0305第3号
特掲診療料の施設基準等及びその届出に関する手続きの取扱いについて

第11の3の3　　　外来排尿自立指導料
1　外来排尿自立指導料の施設基準
（1）保険医療機関内に、以下から構成される排尿ケアに係るチーム（以下「排尿ケアチーム」という。）
　　が設置されていること。
　ア　下部尿路機能障害を有する患者の診療について経験を有する医師
　イ　下部尿路機能障害を有する患者の看護に従事した経験を3年以上有し、所定の研修を修了した専任
　　の常勤看護師
　ウ　下部尿路機能障害を有する患者のリハビリテーション等の経験を有する専任の常勤理学療法士又は
　　専任の常勤作業療法士
（2）（1）のアに掲げる医師は、3年以上の勤務経験を有する泌尿器科の医師又は排尿ケアに係る適切な
　　研修を修了した者であること。なお、他の保険医療機関を主たる勤務先とする医師（3年以上の勤
　　務経験を有する泌尿器科の医師又は排尿ケアに係る適切な研修を修了した医師に限る。）が対診等に
　　より当該チームに参画しても差し支えない。また、ここでいう適切な研修とは、次の事項に該当す
　　る研修のことをいう。
　ア　国又は医療関係団体等が主催する研修であること。
　イ　下部尿路機能障害の病態、診断、治療、予防及びケアの内容が含まれるものであること。
　ウ　通算して6時間以上のものであること。
（3）（1）のイに掲げる所定の研修とは、次の事項に該当する研修のことをいう。
　ア　国又は医療関係団体等が主催する研修であること。

13

イ　下部尿路機能障害の病態生理、その治療と予防、評価方法、排尿ケア及び事例分析の内容が含まれるものであること。

ウ　排尿日誌による評価、エコーを用いた残尿測定、排泄用具の使用、骨盤底筋訓練及び自己導尿に関する指導を含む内容であり、下部尿路機能障害患者の排尿自立支援について十分な知識及び経験のある医師及び看護師が行う演習が含まれるものであること。

エ　通算して16時間以上のものであること。

（4）排尿ケアチームの構成員は、区分番号「A251」排尿自立支援加算に規定する排尿ケアチームの構成員と兼任であっても差し支えない。

（5）包括的排尿ケアの計画及び実施に当たっては、下部尿路機能の評価、治療及び排尿ケアに関するガイドライン等を遵守すること。

2　届出に関する事項

当該指導料の施設基準に係る届出は、別添2の様式13の4を用いること。

疑義解釈の送付について（その1）　事務連絡（令和2年3月31日）

【外来排尿自立指導料】

> 問82　区分番号「B005-9」外来排尿自立指導料について、尿道カテーテルを抜去後に、尿道カテーテルを再留置した場合であっても、排尿自立支援加算の初回の算定から12週間以内であれば算定可能か。

（答）算定可能。

> 問83　区分番号「B005-9」外来排尿自立指導料について、「排尿ケアチーム」の医師が、「当該患者の診療を担う医師」と同一である場合でも算定可能か。

（答）算定可能。ただし、算定に当たっては、排尿ケアチームとして、当該患者の状況を評価する等の関与を行う必要がある。

> 問84区分番号「B005-9」外来排尿自立指導料の施設基準で求める医師の「排尿ケアに係る適切な研修」及び看護師の「所定の研修」には、どのようなものがあるか。

（答）令和2年度診療報酬改定前の区分番号「B005-9」排尿自立指導料と同様である。
「疑義解釈の送付について（その1）（平成28年3月31日事務連絡）問97を参照のこと。

第Ⅰ部 「排尿自立支援加算」「外来排尿自立指導料」の概要

別添2

様式13の4

外来排尿自立指導料の施設基準に係る届出書添付書類

1 排尿自立支援加算のチームとの関係
（該当する□に「✓」を記入すること。）

□排尿自立支援加算と同一のチームであり、届出済み
（※2の記載は不要）
□排尿自立支援加算と同一のチームであり、排尿自立支援加算も同時に届出
（※2の記載は不要であり、排尿自立支援加算の届出様式に記載すること）
□排尿自立支援加算とは異なるチームを届出
（※2に記載すること）

2 外来における排尿自立指導に係るチームの構成員
（□には、適合する場合「✓」を記入すること。）

区　分	氏　名	備　考
ア　医師		□泌尿器科 　□3年以上の経験 　　□自院 　　□他院 □その他の診療科 　（　　　　　　　　） 　□研修受講 　　□自院 　　□他院
イ　専任の常勤看護師		□研修受講 □3年以上の経験
ウ　専任の常勤理学療法士又は 　　専任の常勤作業療法士		□経験（有　・　無）

「記載上の注意」
1 「1」において「排尿自立支援加算とは異なるチームを届出」に「✓」を記入した場合に限り、「2」を記載すること。
2 「2」については、備考欄の該当するものに「✓」を記入すること。アに掲げる医師が、泌尿器科医外の医師の場合は担当する診療科を（ ）内に記載し、適切な研修を修了したことが確認できる文書を添付すること。イに掲げる看護師については、所定の研修を修了したことが確認できる文書を添付すること。ウについては、下部尿路機能障害を有する患者のリハビリテーション等の経験の有無を記載すること。

第 II 部

排尿自立支援加算に
関する手引き

1．排尿ケアチーム

　排尿自立支援加算では、医療機関から施設基準や資格要件等の「届け出」（別添7 様式40の14、p.10に掲載）が受理されて初めて算定することができます。そのため、排尿自立に関するケアを実践するためには、まず、下記の条件を満たす、排尿に関するケアに係る専門的知識を有した多職種からなる「**排尿ケアチームの設置**」をすることになります。

●下部尿路機能障害を有する患者の診療について経験を有する医師（3年以上の勤務経験を有する泌尿器科の医師、または排尿ケアに係る適切な研修を修了した医師に限る）。なお、他の保険医療機関を主たる勤務先とする当該医師が対診等により当該チームに参画してもよい。

●下部尿路機能障害を有する患者の看護に従事した経験を3年以上有し、所定の研修（通算16時間以上）を修了した専任の常勤看護師。

●下部尿路機能障害を有する患者のリハビリテーション等の経験を有する専任の常勤理学療法士、または常勤作業療法士。

　医師、看護師には、それぞれ研修の要件がついていますので、医療機関は、泌尿器科や各種診療科、看護部、リハビリテーション部、医事課等で協議し、排尿ケアチームのメンバーを選定することになります。すでに要件を満たす医師、看護師がいる場合はよいのですが、要件となる研修を満たさない場合は、チームメンバーが所定の研修を受ける機会を作ります。医師、看護師の要件となる研修については、第Ⅰ部のp.5〜6を参照してください。

　このようにして設置された排尿ケアチームは、診療を担当する医師、看護師等病棟のスタッフと共同しながら、科を横断して医療機関全体で活動することになります。そのため、医療機関全体で、「**排尿ケアチームの必要性を共有**」し、病棟スタッフと排尿ケアチームの連携を強めるための「**病棟リンクナース（等）の設置**」が望まれます。

　「**排尿ケアチームの必要性を共有**」としては、多職種のチームでの介入が尿道カテーテル留置後の下部尿路機能障害に対してどのような効果があるのかについて、共通の認識を持っておくことが重要です。特に、下部尿路機能を回復させ排尿自立を促すことが、患者のQuality of Life（QOL）の向上や健康寿命の延長に寄与することを理解し、排尿自立支援加算の意義や価値観を共有します。その上で、医療機関において、本加算の対象となる患者像の想定と患者数の見積もりを行い、排尿自立ケアに関するマニュアルを作成するとともに、排尿ケアチームがどのような役割を担うかについて検討します。

　「**病棟リンクナース（等）の設置**」では、円滑に病棟スタッフと排尿ケアチームが連携を取れるように、各病棟において、リンクナースを選出します。リンクナースを中心に、排尿ケアチームとの情報の交換や共有、対象患者の抽出、下部尿路機能の評価、包括的排尿ケア、ケアの実施と評価、排尿ケアの継続や変更の必要性の判断、外来への継続時における引継業務や引継ぎ方法、など統一したマニュアルを作成し、病棟看護師等への教育や実践のサポートを行います。

2．排尿自立ケアに関するマニュアル

　排尿自立支援加算は、下部尿路機能障害を有する患者に対して、病棟でのケアや多職種チームによる介入による下部尿路機能の回復のための包括的排尿ケアを評価するものです。これには4つのステップがあり、マニュアルとして手順を作成する必要があります（図1）。

　①下部尿路機能障害の症状（尿失禁、尿閉等）を有する患者の抽出
　②下部尿路機能評価のための情報収集
　③下部尿路機能障害を評価し、排尿自立に向けた計画策定
　④包括的排尿ケアの実施、評価（外来への継続・変更の必要性）

図1　排尿自立支援加算の概要

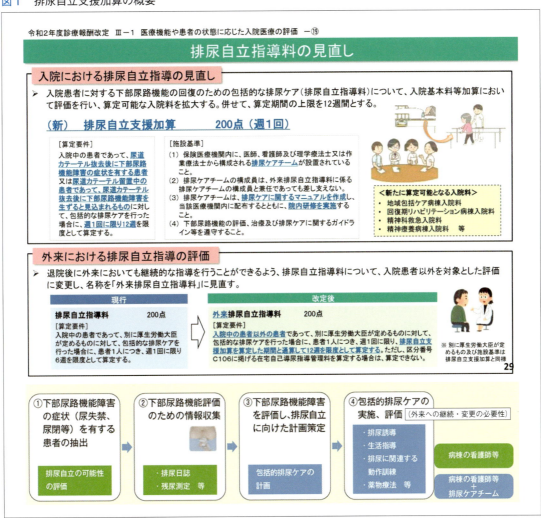

図1は、下記資料をもとに本書編者・作成者が作成したものである
1．厚生労働省：令和2年度診療報酬改定の概要（入院医療）．令和2年度診療報酬改定について　Ⅲ-1　医療機能や患者の状態に応じた入院医療の評価⑲排尿自立指導料の見直し．https://www.mhlw.go.jp/content/12400000/000607188.pdf
2．厚生労働省：平成28年度診療報酬改定の概要．手術等医療技術の適切な評価⑧下部尿路機能障害を有する患者に対するケアの評価．https://www.mhlw.go.jp/file/06-Seisakujouhou-12400000-Hokenkyoku/0000115983.pdf

まず、「①下部尿路機能障害の症状（尿失禁、尿閉等）を有する患者の抽出」では、尿道カテーテル留置の管理状況から尿道カテーテル抜去を試みることが可能な患者を同定し、尿道カテーテル抜去後の下部尿路症状の出現の予想、または抜去時の下部尿路症状の評価から本加算の適応患者の抽出を行います。

　排尿自立支援加算の対象となった患者には、排尿日誌と残尿測定によって「②下部尿路機能評価のための情報収集」を行い、排尿自立度と下部尿路機能の双方について「③下部尿路機能障害を評価し、排尿自立に向けた計画策定」を行います。そして最後に、看護計画、リハビリテーション、薬物療法、を含めた「④包括的排尿ケアの実施・評価」を行います。必要時には、泌尿器科による精査・治療へとつなげます。

　①〜④のステップの診療内容については、「診療の計画書」（表1）を作成し、実践する排尿自立支援が算定要件の内容を満たしていることを診療録に記載する必要があります。①〜④のステップを行うための判断と診療内容をまとめたものが図2、3のアルゴリズムになります。アルゴリズムは、本加算の対象患者の抽出（ステップ①）と、下部尿路機能障害の評価と包括的排尿ケア（ステップ②〜④）の2つに分けることができます。

　ここからは、下記の各ステップにおける注意点について詳しく解説します。
①下部尿路機能障害の症状（尿失禁、尿閉等）を有する患者の抽出
　（1）排尿自立支援加算の対象患者の同定：「留置の管理状況」の用語の定義
　（2）「下部尿路機能障害の症状」の予測及び評価の方法
②下部尿路機能評価のための情報収集
　（1）排尿日誌
　（2）残尿測定
③下部尿路機能障害の評価と排尿自立に向けた計画策定
　（1）排尿自立度の評価
　（2）下部尿路機能の評価
　（3）排尿自立に向けた計画策定（包括的排尿ケアの計画策定）
　　・看護計画①：排尿自立
　　・看護計画②：下部尿路機能
　　・リハビリテーション
　　・薬物療法
　　・泌尿器科による精査・治療
④包括的排尿ケアの実施・評価
　（1）包括的排尿ケアの実施
　（2）包括的排尿ケアの評価（継続・変更点含む）
　（3）患者・家族、医療者への依頼

第Ⅱ部　排尿自立支援加算に関する手引き

表1　排尿自立支援に関する診療の計画書（案）

氏名　　　　　　殿　男　女　病棟　　　　　記入看護師　　　　　　計画作成日　　・　・
年齢　　歳　尿道カテーテル留置日　・　・　　　　主疾患
留置の管理状況　1．絶対的な適応（尿量測定・局所管理）　2．相対的な適応
※留置の管理状況が「2．相対的な適応」であった場合のみ、以下のアセスメントを行う。

①下部尿路機能障害の症状を有する患者の抽出
〈尿道カテーテル抜去後に下部尿路機能障害が予想される場合〉

尿閉/排尿困難（残尿量100ml以上）	ある　ない	「ある」が1つ以上の場合、排尿ケアチームに相談する
尿失禁	ある　ない	

〈尿道カテーテル抜去後に下部尿路症状がある場合〉

尿道カテーテル抜去日　　　・　　　・		「ある」が1つ以上の場合、排尿日誌と残尿量測定後に、排尿ケアチームに相談する
尿閉	ある　ない	
排尿困難（残尿量100ml以上）	ある　ない	**②下部尿路機能評価のための情報収集**
尿失禁	ある　ない	排尿日誌記録日　　　・　　　・
重度の頻尿（15回以上/日）	ある　ない	残尿量　　　　　　　ml

③-1．下部尿路機能障害の評価
〈排尿ケアチーム（　　　　　　　　　　　）による評価）　日付　・・

スコア		0	1	2
排尿自立	移乗・移動	自立	一部介助	ほぼ全て介助
	トイレ動作	自立	一部介助	ほぼ全て介助
	収尿器の使用	なし/自己管理	一部介助	ほぼ全て介助
	おむつ使用	なし/自己管理	一部介助	ほぼ全て介助
	カテーテル使用	なし/自己導尿	導尿（要介助）	尿道留置カテーテル
下部尿路機能	尿意の自覚	あり	一部なし	ほぼ全てなし
	尿失禁	なし	一部失禁	ほぼ全て失禁
	24時間排尿回数（　/日）	～7回	8～14回	15回～
	1回排尿量（　ml）	200ml～	100～199ml	～99ml
	残尿量（　ml）	～49ml	50～199ml	200ml～
排尿自立（　　）点　+　下部尿路機能（　　）点　=　合計（　　）点				

③-2．排尿自立に向けた計画策定
〈排尿ケアアセスメント〉

○原因・病態
排尿自立　　：　認知機能障害（　なし　・　あり：　　　　　　　　　　　）
　　　　　　　　運動機能障害（　なし　・　あり：　　　　　　　　　　　）
下部尿路機能：　蓄尿機能障害（　なし　・　あり：　　　　　　　　　　　）
　　　　　　　　排尿（尿排出）機能障害（　なし　・　あり：　　　　　　）
○今後の見通し

〈包括的排尿ケア計画〉

看護計画	項目	計画
	排尿自立	
	下部尿路機能	
リハビリテーション		
薬物療法		
泌尿器科による精査・治療		

④評価：日付　　　・　　　・

包括的排尿ケアの継続の必要性：　なし　・　あり　（次回評価日：　　　　　　　　　）
包括的排尿ケアの継続・変更点
患者・家族への依頼：　　例：排尿日誌の持参等
医療者への依頼事項：　次回評価日に、（排尿ケアチームへコンサルする前に）確認しておくべきこと

図2　対象患者の抽出のアルゴリズム（ステップ①）

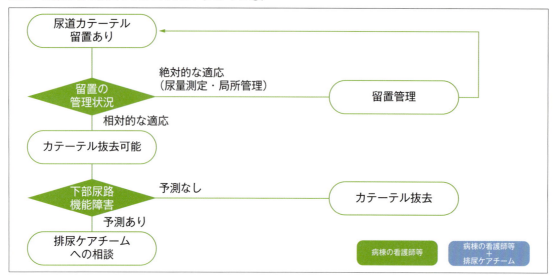

図3　下部尿路機能障害の評価と包括的排尿ケアのアルゴリズム（ステップ②〜④）

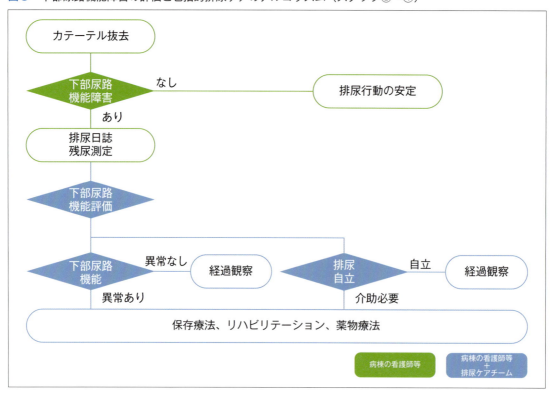

①下部尿路機能障害の症状（尿失禁、尿閉等）を有する患者の抽出

（1）排尿自立支援加算の対象患者の同定

排尿自立支援加算の申請にあたって重要なことは、対象となる患者を正確に抽出することです。厳密な尿量測定が必要な患者や尿汚染を防ぐ必要がある患者等、治療上必要な尿道カテーテル管理をしている患者は「①絶対的な適応」とみなし、本加算の対象外となります。本加算の対象は、それ以外の「②尿道カテーテル留置の相対的な適応患者」です。

①尿道カテーテル留置の**絶対的な適応**患者

・厳密な尿量測定が必要な場合：重症者、術後患者、など

・尿による汚染を防ぐために局所管理が必要な場合：陰部の手術、仙骨部の皮弁術、など

---

②尿道カテーテル留置の**相対的な適応**患者

上記①に含まれず、尿道カテーテル留置以外の排尿管理方法が検討できる場合を指す。

本人や家族の意思などにかかわらず、医学的に尿道カテーテル抜去が可能な患者をいう。

適切な排尿ケアを行うことで、カテーテル抜去または排尿自立ができる可能性がある。

（2）「下部尿路機能障害」の予測及び評価

排尿自立の障害となる下部尿路機能障害は、大きく分けて「尿閉/排尿困難」、「尿失禁」、「重度の頻尿」に分かれます。それぞれ、以下のように定義することができます。

①**尿閉**

膀胱内に尿が充満しているにもかかわらず、排尿が不可能な状態。

自覚的には、排尿困難や残尿感を訴えないこともある。

②**排尿困難**

排尿後に膀胱内に100ml以上尿が残っている状態。

自覚的には、尿勢が低下したり、排尿に腹圧を要したりすることがある。

③**尿失禁**

意図に反して、もしくは自覚なく尿が出る状態。

④**重度の頻尿**

24時間の排尿回数が15回以上の状態。

〈下部尿路機能障害の予測〉

尿道カテーテル抜去を試みることが可能な患者には、まず、既往歴や排尿習慣等から尿道カテーテル抜去後に「尿閉/排尿困難」あるいは「尿失禁」が出現するか否かの予測をします。予測される場合には、尿道カテーテルを抜去する前に排尿ケアチームに相談します。

〈下部尿路機能障害の評価〉

下部尿路機能障害が予測されない場合には、尿道カテーテルを抜去します。抜去を行ったら、

できるだけその日のうちに下部尿路機能障害の症状をアセスメントします。症状がある場合は、詳細な下部尿路機能評価を行うために必要な情報収集（排尿日誌、残尿測定）を行った上で、排尿ケアチームに相談します。

②下部尿路機能評価のための情報収集

下部尿路機能の評価には、24時間の排尿日誌と、最低1回の残尿測定が必要となります。それぞれについて、実際の方法と注意点を示します。

（1）排尿日誌

排尿時刻、1回排尿量、尿失禁の有無や失禁量、残尿量などを記録します。また、1日排尿量や夜間排尿量を評価するために、就寝時間や起床時間を記録します（記録の例：p.45〜46参照）。

①排尿時刻

尿意の有無に関係なく、トイレへ行く、収尿器を当てるなどの排尿を行った時刻を記載する。排尿誘導の場合は誘導により排尿を行った時刻を記載し、おむつ交換の場合はおむつを交換した時刻を記載する。

②1回排尿量

排尿時、自力で出した尿量を記載する。

尿量測定は、患者の1回排尿量に合った計測容器を用意する。身体機能に障害があり計測容器を手に持つことが困難な場合には、洋式便座やポータブルトイレに設置可能な尿量測定容器を使用することが推奨される（図4）。

図4　トイレに設置可能な尿量測定容器

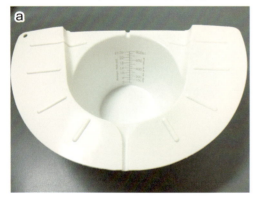
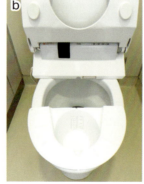
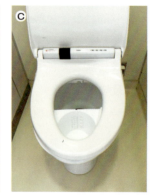

尿器（a）を便器と便座の間に置き（b）、使用する（c）。

③尿失禁

排尿時（誘導時・おむつ交換時）に、おむつやパッド、下着への尿の漏れの有無を確認し、尿失禁がある場合は確認した時刻と尿失禁量を記載する。

④尿失禁量

おむつやパッドを使用して計測する。使用前のおむつの重さをあらかじめ計測しておき、使用後（尿失禁後）のおむつの重さから使用前のおむつの重さを引くことで、尿失禁量を計算できる。

⑤残尿量

排尿後の膀胱内に残った尿量をいう。トイレ（ポータブルトイレ、収尿器）で排尿ができる患者には、尿失禁があってもトイレで排尿してもらい、残尿量を測定する。トイレ（ポータブルトイレ、収尿器）で排尿ができない患者には、尿失禁後の膀胱内尿量を残尿量として測定する。

以下の2項目についても記載が勧められます。

⑥尿意・尿意切迫感

尿意とは、膀胱の充満感から排尿したいと自覚することをいう。尿意切迫感とは、急に起こる、抑えられないような強い尿意をいう。排尿後に尿意や尿意切迫感を問い、その有無を排尿日誌に記載する。

⑦残尿感

排尿後にも膀胱が完全に空になっていない感じをいう。排尿後に残尿感を問い、その有無を排尿日誌に記載する。

（2）残尿測定

以前は残尿を導尿によって測定していましたが、疼痛等の侵襲性や尿路感染の危険から、現在では、超音波画像診断装置、超音波を用いた携帯式残尿測定専用機等によって測定することが推奨されています。超音波画像診断装置では膀胱を画像として2方向で描写し、3つの長さの測定と、それらを用いた計算が必要となるため、やや煩雑です。一方、携帯式残尿測定専用機では、1方向の測定だけで残尿量も器械の自動計算で簡便ですが、膀胱の中心部を正確に捉えることが必要です。双方の長所・短所を理解して、残尿測定を行ってください。

①超音波画像診断装置での測定（図5）

3.5〜5MHzの2Dコンベックスプローブを恥骨結合の直上に当て、長軸と短軸の2方向で膀胱を描出し、左右径（Width：幅、a）、前後径（Depth：深さ、b）、上下径（Height：高さ、c）の3つの長さを測定する。その3つの長さから、以下の計算式で膀胱内尿量（残尿量）を求める。

$$膀胱内尿量(ml) = \frac{左右径(cm) \times 前後径(cm) \times 上下径(cm)}{2}$$

図5 2D超音波画像での残尿量の測定

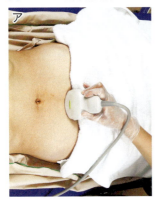
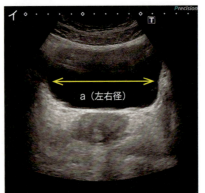
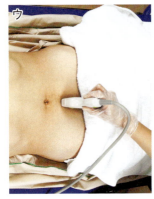
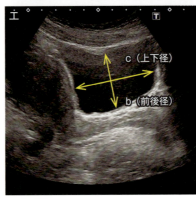

短軸像撮像時のプローブの位置（ア）と膀胱の撮像画像（イ）
長軸像撮像時のプローブの位置（ウ）と膀胱の撮像画像（エ）

a：左右径（Width：幅）
　横断面の短軸画像における左右の最長径
b：前後径（Depth：深さ）
　矢状面の長軸画像における、膀胱底部に腹部から下ろした垂線の最長径
c：上下径（Height：高さ）
　矢状面の長軸画像における、前後径に垂直な最長径

②超音波残尿測定専用機での測定

　超音波残尿測定専用機のセンサー部分を恥骨結合の直上に当て、膀胱内尿量（残尿量）を計測する。

③下部尿路機能障害の評価と排尿自立に向けた計画策定
（1）排尿自立度の評価
（2）下部尿路機能障害の評価

　排尿ケアチームは、排尿日誌と残尿測定の情報をもとに排尿自立度と下部尿路機能障害の評価を行います。評価項目には、下部尿路機能に加えて、排尿管理の自立の程度、つまり「排尿自立度」も含めます。

　「排尿自立支援に関する診療の計画書」では、排尿自立度と下部尿路機能それぞれの得点を算出し、2つの合計得点を算出します。得点が0に近いほど、「自力で排尿管理が完結できている」ことを示します。排尿自立度と下部尿路機能の得点が0でない場合は、問題点について包括的排尿ケア計画を立案することになります。

　以下に、排尿自立度と下部尿路機能のそれぞれの項目の状態を説明します。

第 II 部 排尿自立支援加算に関する手引き

●排尿自立度
①移乗・移動

0	自立	・装具や手すりが不要で、自力で移乗・移動している ・手すりなどが必要だが、一人で移乗・移動ができる
1	一部介助	・監視で移乗ができる ・ほとんど監視でよいが、必要時、患者に触れる程度 ・軽く引き上げる程度
2	ほとんど介助	・しっかり引き上げ、まわす必要がある ・全介助、2人介助

②トイレ動作

0	自立	・自力で衣類を下ろし、排泄後会陰部を清潔にし、衣類を再び上げることができる
1	一部介助	・安全のため介助者が監視をしている ・服を下げ、お尻を拭くことはできるが、服を上げることは介助者が行う
2	ほとんど介助	・服を下げるかお尻を拭くことを介助者が行う

③収尿器の使用

0	なし/自己管理	・収尿器を使用しない ・収尿器に排尿し、その後の尿捨てを自力で行っている
1	一部介助	・収尿器に排尿し、尿捨ては介助者が行う
2	ほとんど介助	・収尿器に排尿する間、介助者が尿器を当て、尿捨ても介助者が行う

④パッド・おむつの使用

0	なし/自己管理	・パッド・おむつを使用していない ・パッド・おむつ内に排尿し、自力でパッド・おむつ交換をしている
1	一部介助	・自力でパッド・おむつ交換はできるが、介助者が周囲を片付ける ・介助者がパッド・おむつを交換し、周囲を片付ける ・パッド・おむつ内に排尿し、パッド・おむつを交換するように介助者に頼む
2	ほとんど介助	・パッド・おむつを替えてもらうことを頼めない

⑤カテーテルの使用

0	なし/自己導尿	・自力で排尿ができる ・導尿の準備・実施・後片付けがすべて自立して行える
1	導尿（要介助）	・自己導尿はしているが、尿捨ては介助者が行っている ・カテーテルの挿入、収尿器を空にすることは介助者が行っている
2	尿道留置カテーテル	・終日、尿道カテーテルを留置している

●下部尿路機能
①尿意の自覚

0	あり	・尿意を毎回感じる
1	一部なし	・時々尿意を感じない/曖昧なことがある
2	ほとんどなし	・ほとんど尿意を感じない ・ほとんど尿意の訴えがない

②尿失禁

0	なし	・すべての排尿をトイレ（ポータブルトイレ、収尿器）でできる ・用心のため、尿取りパッドを当てている
1	一部失禁	・1日1回以上尿が漏れ、パッドやおむつの交換が必要である
2	ほとんど失禁	・ほとんどの尿がパッドやおむつ内に漏れている

③24時間排尿回数

昼間排尿回数と夜間排尿回数の総和

0	～7回
1	8～14回
2	15回～

④平均1回排尿量

24時間尿量（排尿量＋失禁量）を24時間排尿回数で除したもの

0	200ml～
1	100～199ml
2	～99ml

＊24時間の測定が困難な場合でも、複数回の測定に基づいて平均値を算出する

⑤残尿量

0	～49ml
1	50～199ml
2	200ml～

＊複数回の測定に基づいて平均値を算出する

（3）排尿自立に向けた計画策定（包括的排尿ケアの計画策定）

　排尿ケアチームが下部尿路機能障害を評価し、排尿自立度と下部尿路機能の得点が0でない場合は、病棟の看護師等と共同して、排尿自立に向けた包括的排尿ケアの計画を策定します。排尿ケアチームも必要時に包括的排尿ケアを行いますが、病棟の看護師等が、包括的排尿ケアの計画に基づいて患者に対し直接的な指導・援助を行うことになります。そのため、マニュアルの中に排尿ケア方法を記載することや、事前に病棟看護師に排尿ケアの指導をすることも重要です。

●看護計画①：排尿自立

　排尿自立が障害される大きな原因は、排泄に関連する動作能力の障害によって自己で排尿管理を完結できないことです。そのため、患者の動作能力の範囲内で、できるだけ自立した排尿ができるように、環境調整や排尿行動の介助を行います。

①排尿用具の工夫

カテーテル抜去後は頻尿、尿意切迫感、尿失禁などが生じやすい。また、移乗・移動が不安定な場合、トイレに間に合わず尿を漏らしてしまうことがある。そのため、本人と相談し、ポータブルトイレや収尿器、尿取りパッドなどを使用し、できるだけ本人が排尿を自己管理できるように支援する。また、就寝後は睡眠と安全を考慮し、ポータブルトイレや収尿器、おむつや間欠式バルーンカテーテルの夜間留置などを検討する。

②排尿しやすい姿勢の工夫

カテーテル抜去直後は排尿困難が生じることがある。腹圧がかけやすいように、座位姿勢での排尿（トイレ、ポータブルトイレ）を支援する。床上排泄を余儀なくされる場合は、なるべくベッドをギャッチアップする、クッション等を用いて背中を丸める姿勢にするなど、自然の排尿姿勢に近づけるようにする。

③衣類の工夫

手指の巧緻性や筋力が低下している場合や、尿失禁の用心におむつ等を付ける場合は、パッドやリハビリパンツなど排尿のときすぐに着脱できるもの、素早く脱げる衣類や下着などの工夫をする。

④トイレ環境の工夫

本人の移乗・移動能力、座位姿勢保持能力に合わせて、トイレに近い居室、トイレまでの経路の障壁の除去、トイレ用手すりの設置、座高調節機能付き便座の使用などの環境を整える。また、自身で排尿後の保清が困難な患者には、洗浄便座を使用して、臀部や陰部の清潔を保つ。

⑤移動・排尿意欲への支援

手術または合併疾患に関連する身体機能の低下がある場合は、移動時に疼痛や苦痛が生じて、移動への意欲が低下したり、緊張によりうまく排尿ができなかったりする。鎮痛薬を使用した疼痛緩和や、リハビリテーションと連携して苦痛が少ない排尿動作を検討する。

また、日中の覚醒レベルが低いと、尿意を十分認識できない、排尿行動への意欲がわかないといった症状が出ることがある。不眠時のケアや、必要時は睡眠薬を使用するなど睡眠が十分とれるようにする。

⑥寝具の素材の工夫

どうしても床上で排尿をしなければいけない場合、収尿器使用時に尿が床上にこぼれて汚染することを防ぐために、防水シートの使用など寝具の素材を工夫する。

●看護計画②下部尿路機能

下部尿路機能へのケアは、尿失禁、尿閉/排尿困難、尿意の自覚に問題がある場合のケアに分けることができます。

①尿失禁のケア

ⅰ. 生活指導

多尿によって頻尿や尿失禁になっている場合には、糖尿病や尿崩症など疾患を除外し、適切な水分摂取について指導する。

・1日尿量は体重（kg）×20〜30mlを目安にする。

・1日の飲水量は体重（g）の2.0〜2.5％を目安にする。

・就寝前3時間には飲み終わるようにする。

・アルコール、カフェインといった利尿作用のあるものは避ける。

ⅱ．膀胱訓練

切迫性尿失禁や頻尿がある場合に、尿意を我慢させ1回排尿量を少しずつ増加させる。

・下肢の運動機能がある程度保たれ、自分で、あるいは一部介助にてトイレに行くことができる患者を対象とする。

・尿意を我慢することの意味が理解できる患者に行う。

・認知症がある場合は、排尿誘導等で対応する。

・排尿日誌から大まかに膀胱容量を把握しておく。

・膀胱訓練中は、尿失禁を防ぐため、排尿行動を開始してからスムーズに排尿動作に入れるよう、着脱の容易な衣類を選ぶ。

・最初は15〜60分単位で尿意間隔を延長し、最終的には1回排尿量が200ml以上・2〜3時間の排尿間隔になることを目安とする。

ⅲ．骨盤底筋訓練

腹圧性尿失禁や切迫性尿失禁には、骨盤底筋訓練を指導する。

・骨盤底筋の収縮方法について、理解できる患者に行う。

・訓練では、骨盤底の解剖と位置の理解、骨盤底筋訓練の原理、方法、訓練スケジュールについて、模型やイラストを用いて、患者に十分説明する。

・骨盤底筋訓練では、骨盤底筋を正しく収縮できることが成功の鍵となる。経腟触診、筋電図、超音波画像診断装置等を用いて骨盤底筋の収縮をバイオフィードバックしながら個別指導を行うとよい。

②尿閉／排尿困難のケア

ⅰ．間欠導尿

・自排尿ができるよう排尿姿勢の工夫等のケアを行っても残尿量が多い場合は、尿道カテーテルの再留置ではなく、間欠導尿を行う。下部尿路機能への悪影響が生じないよう、膀胱が過伸展になる前に導尿する。

・超音波画像診断装置など残尿測定の方法を用いて、膀胱内の尿量を確認し、不要な導尿を避けるとともに、膀胱容量が過大（目安としては300ml以上）にならないようにする。

・排尿困難の改善、残尿量の減少が認められれば（50ml以下を目安とする）、間欠導尿を中止する。

ⅱ．自己導尿／間欠式バルーンカテーテル

尿閉や重度の排尿困難が続く場合は、自己間欠導尿を指導し、できるだけ排尿自立できるよう支援する。高齢者は夜間多尿のことが多く、夜間の導尿が負担になるようであれば、夜間帯だけ留置する間欠式バルーンカテーテル（ナイトバルーンカテーテル）も考慮する。

③「尿意の自覚」に問題がある場合のケア
・尿意に問題がある場合は、排尿間隔を目安として一定の時間ごとに排尿誘導を行う。患者がトイレに座ることで排尿しやすくなり、それを習慣化することで、尿意の回復を図る。
・排尿間隔は水分摂取量や他の環境要因で変化するので、排尿誘導する前に漏れてしまったり、誘導しても尿がたまっておらず排尿できないこと（空振り）が起こったりする。それに対しては、超音波支援排尿誘導法が勧められる。この方法では、残尿測定装置を用いて定期的に膀胱内尿量を測定し、排尿に適した尿量（評価時に測定した排尿量と残尿量の合計値）にほぼ達したときに排尿誘導を行う。

●リハビリテーション
　排尿動作には、①尿意を感じ起き上がる、②立ち上がる、③トイレへ移動する、④着衣を下ろす、⑤排泄姿勢をとる、⑥後始末をする、⑦着衣を上げる、⑧排泄物を流し、手を洗う、などの行為が含まれます。これらを遂行できるように、理学療法士や作業療法士は、運動機能訓練（関節可動域拡大、筋力強化、起居・移乗・移動動作の安定化、排泄に関する動作訓練など）や、動作のメカニズムに合わせた補助用具の選択や環境整備、介助方法の工夫等を検討します。

●薬物療法
　医師は、下部尿路機能障害に合わせ薬物療法を選択するとともに、排尿に影響を与えている薬剤を使用していないかどうかも検討します。
　発熱を伴う尿路感染症が認められる場合、尿検査の上、抗菌薬の投与を行います。

　包括的排尿ケアのマトリックスを表2に示しました。

表2　包括的排尿ケアのマトリックス

留意する項目			計画の内容
看護計画	排尿自立		排尿用具の工夫、排尿しやすい姿勢の工夫、衣類の工夫、トイレ環境の工夫、移動・排尿意欲への支援、寝具の素材の工夫
	下部尿路機能	頻尿・尿失禁	生活指導、膀胱訓練、骨盤底筋訓練
		尿閉/排尿困難	間欠導尿、自己導尿/間欠式バルーンカテーテル
		尿意の問題	排尿誘導 超音波補助下排尿誘導法
リハビリテーション			運動機能訓練（関節可動域拡大、座位保持、排泄に関する動作訓練）、動作に合わせた補助用具の選択・環境整備、介助方法の工夫
薬物療法			排尿機能へ影響を与える薬剤の検討 適切な薬剤の選択と処方 有熱性尿路感染症への抗菌薬の処方
泌尿器科による精査・治療			画像検査、尿流動態検査

④包括的排尿ケアの実施・評価

（1）包括的排尿ケアの実施

　排尿ケアチーム、病棟の看護師等は、共同して包括的排尿ケアを実施します。専門的なケアについては、排尿ケアチームが病棟看護師への教育を行います。

（2）包括的排尿ケアの評価（継続・変更点含む）

　病棟の看護師等と排尿ケアチームは、定期的に排尿自立と下部尿路機能の評価を行い、包括的排尿ケアの有効性と継続の必要性を検討します。継続が必要な場合は、これまでに策定・実施した包括的排尿ケアの内容について継続・変更（中止・修正・追加）を検討し、排尿ケアチーム、病棟の看護師等は共同して、変更した包括的排尿ケアを実施できるように調整します。

　包括的排尿ケアを行っても改善が認められない場合は、画像検査、尿流動態検査等、泌尿器科で詳しい下部尿路機能の検査を行い、治療を再検討します。

（3）患者・家族、医療者への依頼

　退院後に、外来で包括的排尿ケアを継続する場合には、次回の外来受診までに継続が必要な包括的排尿ケアや、次回の外来受診時に持参してほしい下部尿路機能に関する情報（例：排尿日誌）、次回の外来受診時に行う検査（例：残尿測定）等について、排尿ケアチームが検討して診療録に記載するとともに、病棟看護師と共同して患者や家族に説明します。外来排尿自立指導料により継続できる場合や、自己導尿の導入により外来排尿自立指導料による継続はできないものの包括的排尿ケアの継続が必要な場合は、外来診療を担う保険医や看護師への依頼事項を診療録に記載し、継続的な情報提供を行います。

3．排尿自立ケアに関する研修の実施

　排尿ケアチームは、排尿自立ケアに関するマニュアルを作成し医療機関内に配布するとともに、院内研修を実施することが求められています。院内研修としては、以下の3種類を行うことが推奨されます。

（1）院内全職員を対象とした研修

　医療施設全体で排尿ケアの重要性を認識し共同できる体制を作るために、全職員を対象にした研修を年1回以上行います。講習は、以下の内容を含むようにします。

　・排尿自立ケアに関する基本的知識
　・排尿自立支援の短期的効果：尿路感染症予防、尊厳の維持、QOLの向上など
　・排尿自立支援の長期的効果：在宅復帰、健康寿命の延長など
　・「排尿自立支援加算」の概要
　・排尿自立ケアに関するマニュアルの説明と院内での取り組み

（2）病院看護師全体を対象とした研修

　病院の看護師全体を対象として「排尿自立支援加算」の実際について、入職時研修での説明や、看護師全体を対象とした年1回以上の研修を行います。講習は、以下の内容を含むようにします。

- ・排尿自立ケアに関するマニュアルの具体的説明
- ・下部尿路機能障害の症状（尿失禁、尿閉等）を有する患者の抽出方法
- ・下部尿路機能評価のための情報収集方法（排尿日誌の記載方法に関する演習、残尿測定の説明を含む）
- ・下部尿路機能障害の評価方法
- ・包括的排尿ケア
- ・「排尿自立支援に関する診療の計画書」の記載方法
- ・排尿ケアチームとの連携のとり方

（3）病棟リンクナースおよび病棟看護師を対象とした研修

　病棟看護師が排尿日誌と残尿測定を行い、下部尿路機能評価のための情報収集を行う必要があります。そのため、下記の内容の演習を含む研修を追加して行う必要があります。

- ・超音波画像診断装置等を用いた残尿測定の実習
- ・排尿日誌による下部尿路機能障害の評価の実習
- ・包括的排尿ケアの実習（骨盤底筋訓練、など）

4．排尿自立支援の実践

　「排尿自立支援加算」の算定には、排尿ケアチームによる関与と、病棟看護師等による直接的な指導・援助の両方を実施する必要があります。したがって、本手引きのp.19～32を例に排尿自立支援に関する具体的なマニュアルを作成するとともに、排尿ケアチームと、病棟看護師の役割分担を明確にします。また、病棟看護師の実践が円滑に行えるように、各病棟には病棟リンクナースを配置します。

　医療機関内での排尿自立支援を円滑に進めるには、チームや他部署との調整が必要になります。排尿ケアチームに参画する看護師は皮膚・排泄ケア認定看護師や、指定の研修を受けた病棟管理者が望ましいでしょう。また、病棟リンクナースは、排尿ケアに一定の実践力がある臨床経験3～5年以上の看護師とすることが推奨されます。

1）排尿ケアチームの運営

　排尿ケアチームを実際に設置し運営していくための具体的手順は以下の通りです。

①排尿ケアチームメンバーの決定
②排尿自立ケアに関するマニュアルの作成
③「排尿自立支援に関する診療の計画書」の作成と運用方法の制定

病棟リンクナース等により抽出された患者の把握（依頼方法の制定）

④「排尿自立支援加算」導入に関連する院内研修会の実施

　　・院内全職員を対象とした研修

　　・病院看護師全体を対象とした研修

　　・「排尿自立支援加算」を実施する病棟看護師を対象とした研修

⑤排尿自立支援の実践

　カンファレンス・ラウンド等を実施（1回/1～2週程度）し、以下のことを行う。

　　・下部尿路機能の評価を行い、包括的排尿ケアの計画の策定を行う。

　　・病棟リンクナース（等）または病棟看護師（等）および多職種と連携して、包括的排尿ケアを実践する。

　　・下部尿路機能の再評価を経過に沿って行い、包括的排尿ケアの計画を修正する。

　　・「排尿自立支援に関する診療の計画書」の記載の徹底

　　・必要時、泌尿器科による精査を検討する。

⑥定期的な排尿ケアチームカンファレンスの実施

　　・排尿自立支援の実施状況の把握

　　・排尿自立支援の実施内容・運営方法の評価

⑦排尿自立の評価（実施中、実施後）と病棟へのフィードバック

⑧定期的な院内研修会の実施

　　・マニュアルの変更時、随時研修を行う。

　　・病棟リンクナース（等）または病棟看護師（等）のフォローアップ

⑨排尿自立支援加算の算定決定

　病棟リンクナース（等）または病棟看護師（等）が対象患者を抽出して、排尿日誌、残尿測定等で情報収集をしたのち、排尿ケアチームが当該患者の状況を評価するなど関与した場合に算定（週1回に限り12週を限度に）する。

⑩排尿自立対策のネットワーク作り

　院内全体で、排尿自立支援が円滑にいくよう、必要に応じて多職種に相談する。

2）役割の明確化

　排尿ケアチームと病棟リンクナースは下記の取り組みを行います。

〈排尿ケアチームの役割〉

●「排尿自立支援に関する診療の計画書」の記載の徹底

　　・病棟看護師への記載方法の説明

　　・記載状況の確認

●排尿自立支援の実施状況の把握

　　・尿道カテーテル留置患者数、「2.相対的な適応」該当者数、排尿ケアチームによる下部尿路機能の評価対象者数、排尿自立支援に関する診療の計画策定件数等を記録する。

・効果評価指標のデータを収集する（有熱性尿路感染症の発生患者数、など）。

●排尿自立支援の評価

・定期的にカンファレンスを開き、排尿自立支援の評価を行い、問題点に対し改善方法を検討する。必要時、マニュアルの変更を行い、院内に通知、教育を行う。

・排尿自立支援に関する病棟との連携について評価し、問題点に対し改善方法を検討する。

●院内研修

・各部署と連携して、各種研修を企画・運営する。

・実施した院内研修を記録に残す。

●病棟リンクナース（等）または病棟看護師（等）への相談対応

・適宜病棟からの相談に応じることができる体制を作る。

・病棟リンクナースが、病棟で排尿自立支援の啓発や実施がスムーズにできるよう支援する。

　例）部署単位での「排尿自立支援加算」に関する説明会の実施への協力

　　　部署単位での勉強会へのサポート

　　　病棟間で活動内容を共有できる体制づくり（師長会、リンクナース会の開催）

〈病棟リンクナースの役割〉

●病棟看護師への教育

・排尿日記、残尿測定等の演習を行う。

・「排尿自立支援に関する診療の計画書」の記載方法の説明

●病棟看護師が行う実践へのサポート

・排尿自立支援の実践指導（患者の抽出、下部尿路機能評価のための情報収集、包括的排尿ケアの実践）

・「排尿自立支援に関する診療の計画書」の記載状況の確認

・医師と病棟看護師間の調整

5．効果の評価

　本加算の算定前、算定後で比較することにより、その効果を評価することができます。これは行うことを強く推奨します。本加算の目的が尿道カテーテルの抜去であることから、3つの効果指標が勧められ、医療機関全体で自動的に情報が取れるシステムを作ることが必要です。

　以下にその指標と、具体的な計算方法を説明します。

〈1時点評価〉

①ある1時点の尿道カテーテル留置患者率

　ある特定の日における、入院患者全体に占める尿道カテーテル留置管理中の患者の割合

$$\frac{尿道カテーテル留置患者数}{入院中の患者総数} \times 100 (\%)$$

〈一定期間の指標〉

①尿道カテーテル留置の延日数

　　1か月間に尿道カテーテル管理が行われた全患者のうち、患者ごとの留置延べ日数の総和

$$f(x) = \sum_{n=1}^{n} 1\text{か月間の尿道カテーテル留置日数}$$

$$= \text{平均留置日数} \times \text{カテーテル留置管理が行われた患者数}$$

②有熱性尿路感染症の発生率

　　1か月間に尿道カテーテル管理が行われた全患者のうち、発熱を伴う尿路感染症を発症した患者の割合

$$\frac{\text{カテーテル留置有熱性尿路感染症の発生の患者数}}{\text{尿道カテーテル留置管理が行われた患者数}} \times 100\,(\%)$$

〈具体的な計算方法〉

　前提：

　病床数：500床（入院稼働率100％）　1か月間の入院患者数：2000人

　1月の尿道カテーテル管理患者数：150人（平均留置日数7日）

　1月15日の尿道カテーテル留置患者：25人

　尿路感染症発症患者：20人

①ある1時点（1月15日）の尿道カテーテル留置患者率

$$\frac{25\,(\text{尿道カテーテル留置患者数})}{500\,(\text{入院中の患者総数})} \times 100\,(\%) = 5\%$$

②尿道カテーテル留置の延日数

$$f(x) = \sum_{n=1}^{n} 1\text{か月間の尿道カテーテル留置日数}$$

$$= \text{平均留置日数} \times \text{カテーテル留置管理が行われた患者数} = 7\text{日} \times 150\text{人}$$

$$= 1{,}050\text{日}$$

③有熱性尿路感染症の発生率

$$\frac{20\,(\text{カテーテル留置有熱性尿路感染症の発生の患者数})}{150\,(\text{尿道カテーテル留置管理が行われた患者数})} \times 100\,(\%) = 13.3\%$$

第 III 部

外来排尿自立指導料に
関する手引き

1．排尿ケアチーム

　外来排尿自立指導料においても「**排尿ケアチームの設置**」をすることになります。排尿ケアチームの構成員は、排尿自立支援加算に規定する排尿ケアチームの構成員と兼任であってもよいことになっています。排尿自立支援加算と異なるチームであれば、「外来排尿自立指導料の施設基準に係る届出書添付書類」（別添2 様式13の４、p.15）の該当欄に記載して提出します。

　排尿ケアチームは、外来診療を担当する医師、外来看護師と共同しながら、入院中に策定した包括的排尿ケアの計画に基づいて包括的排尿ケアを実施し、定期的に評価を行うとともに、必要に応じで当該計画の見直しを行います。そのために、外来への引継業務や引継ぎ方法、外来診療の実際や情報共有について統一したマニュアルを作成し、外来看護師等への教育や実践のサポートを行います。

2．外来排尿自立指導のマニュアル

　外来排尿自立指導料は、入院中「排尿自立支援加算」を算定されていた患者で、退院後に継続的な包括的排尿ケアの必要があると認められた以下の患者に対して、入院中に策定した包括的排尿ケアの計画に基づいて包括的排尿ケアを実施・評価・見直しをするものです。これは、以下の４つのステップに分け、マニュアルを作成すると良いでしょう。

①退院後に継続的な包括的排尿ケアの必要がある患者の把握
②下部尿路機能評価のための情報収集
③下部尿路機能障害と包括的排尿ケアの評価、計画の見直し
④包括的排尿ケアの実施

　まず、「**①退院後に継続的な包括的排尿ケアの必要がある患者の把握**」では、病棟排尿ケアチームによる入院中の評価から本技術の適応患者が同定されます。外来排尿自立指導料の対象となる患者には、病棟排尿ケアチームと病棟看護師等が、外来受診時に必要な下部尿路機能に関する情報（例：排尿日誌）や検査（例：残尿測定）、外来受診後に継続が必要な包括的排尿ケア、を計画しています。外来診療を担当する医師と看護師は、（外来）排尿ケアチームと連携して、それらの計画に沿って「**②下部尿路機能評価のための情報収集**」と「**③下部尿路機能障害と包括的排尿ケアの評価、計画の見直し**」を行った後に、「**④包括的排尿ケアの実施**」をします。必要時には、泌尿器科による精査・治療や、リハビリテーション科による機能訓練につなげます。

　「診療の計画書」（p.21参照）を参考にして、①〜④のステップの診療内容は、実践する外来排尿自立指導が算定要件の内容を満たしていることを診療録に記載する必要があります。①〜④のステップを行うための判断と診療内容をまとめたものが図１、２のアルゴリズムになります。

図1　外来排尿自立指導料の対象患者把握のためのアルゴリズム

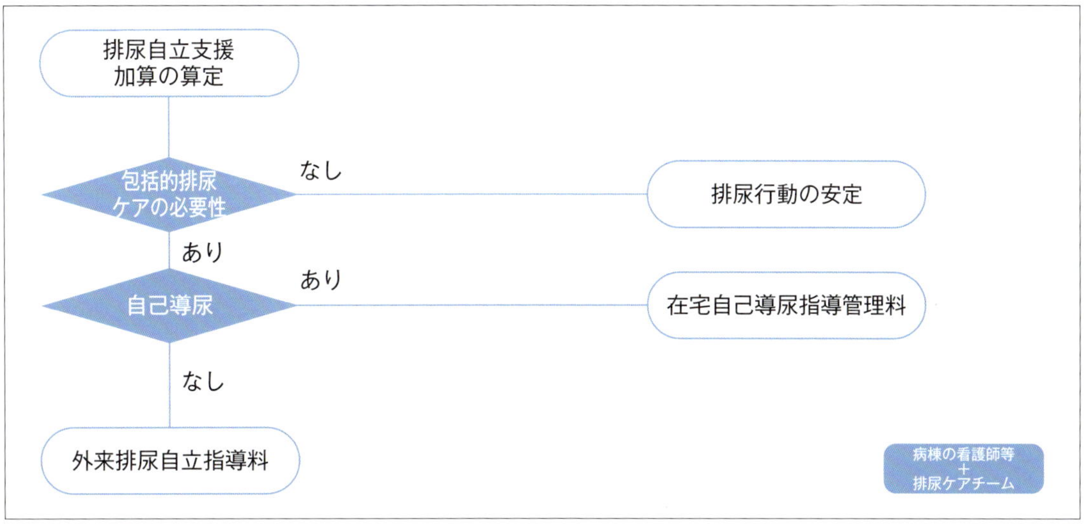

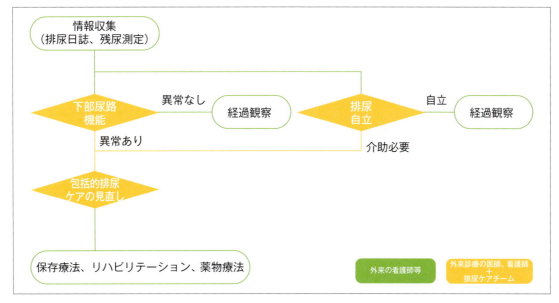

図2　外来排尿自立指導料のアルゴリズム

1）退院後に継続的な包括的排尿ケアの必要がある患者の把握
●外来排尿自立指導料の対象患者の同定
　外来排尿自立指導料の算定にあたって重要なことは、対象となる患者を正確に把握することです。本技術の算定対象は、「尿道カテーテル抜去後に、尿失禁、尿閉等の下部尿路機能障害の症状を有するもの」あるいは、「尿道カテーテル留置中の患者であって、尿道カテーテル抜去後に下部尿路機能障害を生ずると見込まれるもの」であり、具体的には下記の患者が考えられます。ただし、在宅自己導尿指導管理料を算定する患者は、本指導料は算定できません。
　・尿道カテーテル抜去後に尿失禁のある患者（前立腺摘除術後、など）
　・尿道カテーテル抜去後に自排尿できるが排尿困難のある患者（脊椎や大腸癌の術後、など）

・尿道カテーテル留置中の患者

（同上、または機能訓練を進めた後にカテーテル抜去予定、など）

・その他（重度な頻尿が継続、など）

2）下部尿路機能評価のための情報収集

　下部尿路機能の評価のための情報収集には、24時間の排尿日誌や残尿測定のほか、退院後の包括的排尿ケアの実施状況などがあります。排尿ケアチームが予め計画していた情報収集として必要な内容を確認したうえで、外来看護師が、患者が持参した排尿日誌の確認や、外来での残尿測定の実施などを行います。実際の方法と注意点は、p.24～26を参照してください。

　残尿測定を行う場合は、排尿自立支援加算とは別に算定を行います。

3）下部尿路機能障害と包括的排尿ケアの評価、計画の見直し

　排尿ケアチームは、排尿日誌や残尿測定、包括的排尿ケアの実施状況などの情報をもとに、排尿自立度と下部尿路機能障害の改善状況や包括的排尿ケアの効果を評価します。排尿自立度と下部尿路機能の得点が０でない場合は、外来診療を担当する医師、外来看護師と共同して、計画の継続や見直し（中止・修正・追加）を行うとともに、次回の評価日（外来受診日）を設定します。

　排尿ケアチームも必要時に包括的排尿ケアを行いますが、外来看護師等が、包括的排尿ケアの計画に基づいて患者に対し直接的な指導・援助を行うことになります。そのため、マニュアルの中に排尿ケア方法を記載することや、事前に外来看護師に排尿ケアの指導をすることも重要です。

4）包括的排尿ケアの実施

●包括的排尿ケアの実施

　排尿ケアチーム、外来看護師等は、共同して包括的排尿ケアを実施します。専門的なケアについては、排尿ケアチームが外来看護師への教育を行います。

　包括的排尿ケアを行っても改善が認められない場合は、画像検査、尿流動態検査等、泌尿器科での詳しい下部尿路機能の検査を行い、治療を再検討します。また、リハビリテーション科を通じて排尿動作に関する機能訓練を依頼します。

●患者・家族、医療者への依頼

　次回の評価日（外来受診日）までに継続が必要な包括的排尿ケアや、次回受診時に持参してほしい下部尿路機能に関する情報（例：排尿日誌）、次回受診時に行う検査（例：残尿測定）等について、病棟看護師が患者や家族に説明します。また、排尿ケアチームと、外来看護師で情報共有ができるように、計画や患者・家族への説明内容を診療録に記載します。

3．排尿自立ケアに関する研修の実施

　排尿自立支援加算と同様に、排尿ケアチームは、排尿自立ケアに関するマニュアルを作成し医療機関内に配布するとともに、院内研修を実施することが求められています。そのため、排尿自立支援加算の院内研修に追加して（p.32〜33参照）、以下の3種類の研修を行うことが推奨されます。

●**院内全職員を対象とした研修**

　　・「外来排尿自立指導料」の概要

　　・「外来排尿自立指導」に関するマニュアルの説明と、院内での取り組み

●**病院内の医師、看護師全体を対象とした研修**

　「外来排尿自立指導料」では、排尿ケアチームが退院後に継続的な包括的排尿ケアの必要があると判断したら、どの科でも外来排尿自立指導にかかわることになります。そのため、医師、看護師全体を対象として「外来排尿自立指導料」の実際について、年1回以上の研修を行います。講習は、以下の内容を含むようにします。

　　・「外来排尿自立指導料」の概要

　　・「外来排尿自立指導料」に関するマニュアルの具体的説明

　　・退院後に継続的な包括的排尿ケアの必要がある患者の抽出方法

　　・排尿ケアチームとの連携のとり方

●**外来看護師を対象とした研修**

　外来看護師が排尿日誌と残尿測定や、包括的排尿ケアの実施状況について情報収集を行う必要があります。そのため、下記の内容の演習を含む研修を追加して行う必要があります。

　　・超音波画像診断装置等を用いた残尿測定の実習

　　・排尿日誌による下部尿路機能障害の評価の実習

　　・包括的排尿ケアの実習（骨盤底筋訓練、など）

4．外来での排尿自立指導の実践

　「外来排尿自立指導料」の算定には、排尿ケアチームによる関与と、外来診療を担当する医師と外来看護師による直接的な指導・援助の両方を実施する必要があります。したがって、本手引きのp.38〜40を例に排尿自立指導に関する具体的なマニュアルを作成するとともに、排尿ケアチームと、外来診療を担当する医師・外来看護師の役割分担を明確にします。

　担当する外来看護師は、上記の院内研修を受けた者が望ましいでしょう。

■排尿ケアチームの運営

　排尿ケアチームを実際に設置し運営していくための具体的手順は以下の通りです。

①**外来排尿ケアチームメンバーの決定**

病棟排尿ケアチームの兼務か、新たに外来排尿ケアチームを立ち上げるかを検討する。

②病棟排尿ケアチームからの引継方法の制定

退院後に継続的な包括的排尿ケアの必要がある患者の把握と確認。

③外来での排尿自立指導に関するマニュアルの作成

・各診療科受診時に、排尿自立指導を行う場合。

・排尿に関する専門外来にて、排尿自立指導を行う場合。

④「外来排尿自立指導料」導入に関連する院内研修会の実施

・院内全職員を対象とした研修。

・病院内の医師、看護師全体を対象とした研修。

・外来看護師を対象とした研修。

⑤外来排尿自立指導の実践

外来時に、以下のことを行う。

・排尿ケアチームは下部尿路機能の評価を経過に沿って行い、必要時包括的排尿ケアの見直しを行う。

・外来看護師と連携して、包括的排尿ケアを実践する。

・「排尿自立支援に関する診療の計画書」を参考に、実施内容の診療録への記載を徹底する。

・必要時、泌尿器科による精査、リハビリテーション科での機能訓練を検討する。

⑥定期的な排尿ケアチームカンファレンスの実施

・外来排尿自立指導の実施状況の把握。

・外来排尿ケアチームがある場合、排尿自立支援の実施内容・運営方法の評価。

⑦排尿自立の評価（実施中、実施後）と病棟へのフィードバック

・病棟排尿ケアチームへのフィードバック。

・病棟看護師等へのフィードバック。

⑧定期的な院内研修会の実施

・マニュアルの変更時、随時研修を行う。

・外来看護師（等）のフォローアップ。

⑩排尿自立対策のネットワーク作り

院内で、排尿自立指導が円滑にいくよう、必要に応じて多職種に相談する。

5．効果の評価

本技術を導入前、導入後で患者の状態を比較することにより、その効果を評価することができます。評価指標としては、以下の指標が推奨されます。患者の状態の記録を特定の様式に定めておくと、評価は容易になります。特定の診療科などに限らず施設全体で評価するのが望ましいです。

〈全員〉

①排尿自立に至った患者率

外来排尿自立指導料の最終算定日（あるいは通算12週目）における、排尿自立度と下部尿路機能の得点合計が0点の人の割合

$$\frac{\text{排尿自立度と下部尿路機能の得点合計が0点であった患者数}}{\text{外来排尿自立指導料の算定患者総数}} \times 100 \ (\%)$$

②排尿動作が自立に至った患者率

外来排尿自立指導料の最終算定日（あるいは通算12週目）における、排尿自立度が0点の人の割合

$$\frac{\text{排尿自立度が0点であった患者数}}{\text{外来排尿自立指導料の算定患者総数}} \times 100 \ (\%)$$

③下部尿路機能障害が治癒した患者率

外来排尿自立指導料の最終算定日（あるいは通算12週目）における、下部尿路機能が0点の人の割合

$$\frac{\text{下部尿路機能が0点であった患者数}}{\text{外来排尿自立指導料の算定患者総数}} \times 100 \ (\%)$$

④排尿自立度・下部尿路機能の改善効率

排尿自立支援加算の初回算定日から外来排尿自立指導料の最終算定日（あるいは通算12週目）における排尿自立度・下部尿路機能の合計点数の変化

$$\frac{\text{（排尿自立支援加算の初回算定日の合計点）－（外来排尿自立指導料の最終算定日の合計点）}}{\text{排尿自立支援加算の初回算定日から外来排尿自立指導料の最終算定日の日数}}$$

⑤排尿自立度の改善効率

排尿自立支援加算の初回算定日から外来排尿自立指導料の最終算定日（あるいは通算12週目）における排尿自立度の点数の変化

$$\frac{\text{（排尿自立支援加算の初回算定日の排尿自立度の点数）－（外来排尿自立指導料の最終算定日の排尿自立度の点数）}}{\text{排尿自立支援加算の初回算定日から外来排尿自立指導料の最終算定日の日数}}$$

⑥下部尿路機能の改善効率

排尿自立支援加算の初回算定日から外来排尿自立指導料の最終算定日（あるいは通算12週目）における下部尿路機能の点数の変化

$$\frac{\text{（排尿自立支援加算の初回算定日の下部尿路機能の点数）－（外来排尿自立指導料の最終算定日の下部尿路機能の点数）}}{\text{排尿自立支援加算の初回算定日から外来排尿自立指導料の最終算定日の日数}}$$

〈カテーテル留置患者〉

①尿道カテーテル離脱患者率

　外来排尿自立指導料の初回算定時にカテーテル留置中だった患者のうち、外来排尿自立指導料の最終算定日に尿道カテーテル管理から離脱していた患者の割合

$$\frac{外来排尿自立指導料の最終算定日に尿道カテーテル管理から離脱していた患者数}{外来排尿自立指導料の初回算定時にカテーテル留置中だった患者数} \times 100 （\%）$$

②有熱性尿路感染症の発生率

　1か月間に尿道カテーテル管理が行われた全患者のうち、発熱を伴う尿路感染症を発症した患者の割合

$$\frac{カテーテル留置有熱性尿路感染症の発生の患者数}{尿道カテーテル留置管理が行われた患者数} \times 100 （\%）$$

排尿日誌

排尿日誌（Bladder diary）

月　　日（　）

起床時間：午前・午後 ＿＿＿＿時＿＿＿＿分
就寝時間：午前・午後 ＿＿＿＿時＿＿＿＿分

メモ　その日の体調など気づいたことなどがあれば記載してください。

	時間	排尿 （○印）	尿量 （ml）	漏れ （○印）			
	時から翌日の　　　　時までの分をこの一枚に記載してください						
1	時　　分		ml				
2	時　　分		ml				
3	時　　分		ml				
4	時　　分		ml				
5	時　　分		ml				
6	時　　分		ml				
7	時　　分		ml				
8	時　　分		ml				
9	時　　分		ml				
10	時　　分		ml				
	時間	排尿	尿量	漏れ			
	計		ml				

翌日 ＿＿＿月＿＿＿日の

起床時間：午前・午後＿＿＿＿時＿＿＿＿分

日本排尿機能学会作成

排尿日誌の記載例

排尿日誌（Bladder diary）

2月 18日（水）

起床時間：⦅午前⦆・午後 ___7___ 時 __00__ 分
就寝時間：午前・⦅午後⦆__10__ 時 __30__ 分

| メモ | その日の体調など気づいたことなどがあれば記載してください。 |

	時間	排尿（○印）	尿量（ml）	漏れ（○印）	残尿量（ml）	失禁（g）	尿意
	時から翌日の 時までの分をこの一枚に記載してください						
1	7 時 10 分	○	80 ml	○	220ml	130g	✕
2	12 時 10 分	○	50 ml	○	300ml	80g	○
3	14 時 30 分	○	100 ml		70ml		✕
4	17 時 45 分	○	100 ml	○	150ml	50g	✕
5	20 時 00 分	○	120 ml		140ml		○
6	22 時 20 分	○	80 ml		110ml		✕
7	時 分		ml				
8	時 分		ml				
9	時 分		ml				
10	時 分		ml				
	時間	排尿	尿量	漏れ			
	計		530 ml		990ml	260g	

翌日 __2__月__19__日の

起床時間：⦅午前⦆・午後 __7__ 時 __15__ 分

「排尿自立支援加算」「外来排尿自立指導料」に関する手引き

| 2020年 5 月30日　第 1 版第 1 刷発行 | 編　集 | 一般社団法人 日本創傷・オストミー・失禁管理学会 |
| 2024年11月10日　第 1 版第 3 刷発行 | | |

発行者　鈴木　由佳子
発行所　株式会社　照林社
〒112-0002
東京都文京区小石川 2 丁目 3 － 23
電話　03 － 3815 － 4921 （編集）
　　　03 － 5689 － 7377 （営業）
https://www.shorinsha.co.jp/
印刷所　大日本印刷株式会社

●本書に掲載された著作物（記事・写真・イラスト等）の翻訳・複写・転載・データベースへの取り込み、および送信に関する許諾権は、照林社が保有します。
●本書の無断複写は、著作権法上での例外を除き禁じられています。本書を複写される場合は、事前に許諾を受けてください。また、本書をスキャンしてPDF化するなどの電子化は、私的使用に限り著作権法上認められていますが、代行業者等の第三者による電子データ化および書籍化は、いかなる場合も認められていません。
●万一、落丁・乱丁などの不良品がございましたら、「制作部」あてにお送りください。送料小社負担にて良品とお取り替えいたします（制作部 0120 - 87 - 1174）。

検印省略（定価は表紙に表示してあります）
ISBN 978 - 4 - 7965 - 2487 - 2
©日本創傷・オストミー・失禁管理学会 /2020/Printed in Japan